PAOLA GUARANÁ

Eu era uma mãe perfeita...
até me tornar uma

Diário de uma maternidade real

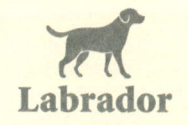

Labrador

© Paola Guaraná, 2023
Todos os direitos desta edição reservados à Editora Labrador

Coordenação editorial PAMELA OLIVEIRA
Assistência editorial LETICIA OLIVEIRA, JAQUELINE CORRÊA
Projeto gráfico e capa AMANDA CHAGAS
Diagramação HELOISA D'AURIA
Ilustração de miolo LÍDIA RIOS
Preparação de texto MARIANA CARDOSO
Revisão RENATA ALVES
Imagem de capa GERADA VIA PROMPT MIDJOUNEY
POR AMANDA CHAGAS

Dados Internacionais de Catalogação na Publicação (CIP)
Jéssica de Oliveira Molinari - CRB-8/9852

GUARANÁ, PAOLA

Eu era uma mãe perfeita... até me tornar uma: diário de uma maternidade real / Paola Guaraná; ilustrações de Lídia Rios – São Paulo: Labrador, 2023. 144 p.: il., color.

ISBN 978-65-5625-433-3

1. Maternidade 2. Autoajuda I. Título II. Rios, Lídia

23-4852   CDD 306.87

Índice para catálogo sistemático:
1. Maternidade

Labrador

Diretor geral DANIEL PINSKY
Rua Dr. José Elias, 520, sala 1
Alto da Lapa | 05083-030 | São Paulo | SP
editoralabrador.com.br | (11) 3641-7446
contato@editoralabrador.com.br

A reprodução de qualquer parte desta obra é ilegal e configura uma apropriação indevida dos direitos intelectuais e patrimoniais da autora. A editora não é responsável pelo conteúdo deste livro. A autora conhece os fatos narrados, pelos quais é responsável, assim como se responsabiliza pelos juízos emitidos.

Dedicatória

Dedico aos meu pais, Claudio e Suely, que me criaram rodeada de amor e alegria e acenderam em mim o sonho de construir uma família. Aos meus irmãos, Carlos e Nataglia, que sempre foram minhas melhores companhias e me deram a certeza do quanto irmãos são bens valiosos.

Ao meu marido, Fabrício. Sem ele nada disso existiria. Obrigada pelos nossos filhos, por dividir comigo a vida e a maternidade e, principalmente, pela insistência e incentivo.

Aos amigos e conhecidos que de alguma forma interagiram com meus textos e, talvez até sem saberem, me deram coragem para lançar este livro.

Por último, aos maiores amores da minha vida, Mateus, Lucas e Julia, que me tornaram mãe e me fazem experimentar os sentimentos mais extremos. A mamãe ama vocês!

〜〜〜

"Sou de uma geração marcada pela conquista da independência feminina, do sair de casa para trabalhar e ter o próprio dinheiro. Mas, como diria a minha mãe, eu era 'do contra'. Desde pequena, quando me perguntavam qual seria a minha profissão, eu dizia com a boca cheia: 'Vou ser MÃE!!!'. A insistência era sempre a mesma: 'Sim, mas qual será a sua profissão?'. Chato, era chato! Estudei, me formei, trabalhei, encontrei um amor...

Uma vez, numa entrevista, o cara (que virou meu chefe) me perguntou onde eu me via dali a cinco anos. Sem hesitar, respondi: 'Em casa com meus filhos'. Casei cedo (aos 24 anos, enquanto minhas amigas faziam MBA!), mudamos de cidade e, um ano depois, conquistei minha profissão dos sonhos: eu me tornei mãe de uma, logo depois, de mais um e, em quatro anos, eu era mãe de três!!!

A realidade é um pouco diferente do que eu imaginei quando criança, já que ser mãe em tempo integral exige sabedoria em várias áreas: psicologia, enfermagem, economia, gastronomia, pedagogia, entretenimento, transporte, logística... Apesar de parecer algo natural, ancestral, instintivo, inato, na verdade, a maternidade é uma habilidade conquistada, um comportamento aprendido e cultivado entre dois seres, a mãe e o filho. E, a cada filho que nasce, nasce uma nova mãe, com novas inseguranças, novas culpas, que tem que desenvolver novas habilidades. Ao longo dos anos, aprendi que a maternidade pode sugar todas as nossas energias em segundos, tirar nosso sono, levar nossos cabelos ralo abaixo, nos presentear com rugas, quilos e novos medos. Mas também já entendi que tudo isso some quando aqueles olhinhos brilhantes cruzam seu olhar e dizem, sem palavras: 'Eu te amo, mamãe'."

Marcella Bosschart de Souza, dona de casa.
Mãe da Helena, de 10 anos, Manoel, de 7, e Thomas, de 4.

〜〜〜

∼∼∼

"Ser mãe de gêmeos é uma bênção, mas também um tremendo desafio. Meus filhos nasceram na pandemia e eu fiquei em isolamento/licença-maternidade por 6 meses, vivendo exclusivamente para eles. Após esse período, comecei a planejar o retorno ao trabalho e, o que pode ser um momento de crise e culpa para muitas mães, para mim foi libertador. Sou apaixonada pelos meus filhos, mas também sempre sonhei com a minha profissão e não consigo me ver 24 horas por dia em casa. Juntar trabalho e maternidade tornou meus dias mais intensos, mas muitas vezes é justamente no trabalho que eu consigo descansar! Quando se tem filhos pequenos, o improvável pode se tornar uma válvula de escape. No meu caso, até mesmo a música ambiente do supermercado pode ser um ótimo remédio no meio de uma tarde caótica cheia de brigas entre irmãos, birras, choros e afins. Adoro consumir material sobre maternidade e ler relatos e desabafos de outras mães ajuda a acalmar meu coração. Diante de todas as dificuldades, eu diria que ter filhos gêmeos foi o presente mais deslumbrante que Deus e meu marido me proporcionaram... O cansaço é surreal, mas o amor é multiplicado!"

Marina Pettan, cirurgiã-dentista.
Mãe dos gêmeos Enrico e Sophie, de 3 anos.

∼∼∼

∼∼∼

"Os textos da Paola me levam de volta ao início da minha maternidade, há 32 anos. A escrita é tão verdadeira que consigo imaginar as cenas como se eu mesma estivesse nelas. Já me emocionei, chorei e tive vontade de largar tudo e sair correndo para ajudá-la. Quando leio seus textos, percebo como a maternidade promove mudanças nas mulheres, como valorizar momentos que passavam despercebidos, acentuar o reconhecimento em relação aos pais e ter uma nova forma de encarar a vida. Seus relatos retratam a maternidade como ela realmente é: de um lado a bênção, a alegria e o amor inenarrável que sentimos por nossos filhos. Do outro, a difícil, cansativa e árdua tarefa de criá-los. Agora, como avó, acompanho minha filha exercendo esse papel e ainda tendo que conciliá-lo com o trabalho, casamento e amigos, conduzindo tudo com paciência e comprometimento. Com uma escrita espontânea, sincera e divertida, Paola irá ajudar outras mães a vivenciarem a maternidade com menos cobranças e julgamentos."

Adriana da Rosa Silva Romanoschi, voluntária
no Amparo Maternal há 18 anos.
Mãe da Aline, de 32 anos, e do Felipe, de 24.

∼∼∼

"Quando um filho nasce, a mulher que você era se vai. E nós precisamos normalizar esse luto. Não importa o quanto você queira ser mãe, nunca mais será sozinha de novo. Optar por ser uma mãe que se dedica exclusivamente aos filhos exige uma grande e difícil decisão, especialmente quando se tem uma carreira promissora. Há um grande preconceito e uma patrulha social em relação às novas mães. A vida doméstica não desqualifica uma mãe, mas faz parte do rol dos direitos feministas conquistados nos últimos anos: o direito de escolha. Sempre fui uma mulher de personalidade forte, decidida, impulsionada pela minha mãe a conquistar meus objetivos. Fiz faculdade, mestrado, mudei de estado, casei e trabalhei até a chegada do Joaquim. Quando decidi que não iria mais seguir trabalhando, ouvi de forma indireta: 'nossa, uma mulher com um potencial tão promissor abdicar da sua carreira para ficar só em casa?'. Não há uma única solução para todas as mulheres. Somos muitas — e diferentes. A desvalorização da maternidade é visível. Reconhecer que o momento presente é sagrado e único, e que deve ser vivido com todo amor e atenção: esse é o único jeito de manter esses momentos vivos em nossos corações e nas nossas memórias. Continuo sendo a Andressa, com todas as minhas necessidades, limitações e personalidade. Isso não pode ficar em segundo plano, mas ser mãe é uma parte gigantesca de quem eu sou. É a parte que mais gosto de mim. É o que eu faço melhor na vida. Mudou tudo. Ainda bem!"

Andressa Perkovski, influenciadora.
Mãe do Joaquim, de 3 anos.

Sumário

Prefácio — 11
Introdução — 13
O positivo — 15
Querida mamãe — 17
Querido papai — 19
Maternidade real — 21
Puerpério — 23
Quem é bem-vindo? — 25
Quem eu era mesmo? — 27
A eterna busca pelo equilíbrio — 29
Meu corpo me representa — 31
Limite da exaustão: conhece? — 33
As dores e as delícias da maternidade — 34
Férias pra quem? — 36
Mãe, eu te entendo — 38
A gente se afastou, eu sei — 40
Me dá um tempo — 42
O novo socializar — 43
Dias cinzentos — 45
A importância de pedir ajuda — 47
Amizade na maternidade — 48
Mãe em tempo integral — 50
O próximo filho — 52

Irmãos — 54
Mãe de três — 56
Nem todo o tempo do mundo seria o suficiente — 58
O que você guardaria para sempre? — 60
Me perdoe — 62
Renúncias da maternidade — 64
Das escolhas que fazemos — 66
Sobre ter uma babá — 68
Pode vir, estou pronta — 70
Sobre partos — 72
Você tem medo de morrer? — 74
O trauma de uma UTI pediátrica — 76
O filho mais velho — 78
Adeus a Marília: sobre perder uma mãe — 80
Cada dia é um dia — 82
Gripou — 84
O último dia de aula — 85
A escolha da escola — 87
Primeiro dia de aula — 89
Nosso primeiro contato — 91
Pão francês — 93
O que suas fotos representam? — 95
Mãe é chata mesmo — 97
Feche os olhos — 99
Liberdade — 101
E aí, o amor é igual? — 103
Saudade da gente — 104

Macaquinho — 106
Amizades da escola — 108
A quantas memórias a maternidade te remete? — 110
Paternidade — 111
Limite da sanidade — 113
O filho mais velho — 114
Mãe de muitos — 116
Mudança de rota — 118
As heranças que ficam — 119
Você se lembra do quanto ama seus filhos? — 121
Adoecer? Não pode — 123
Eu sempre quis! (?) — 125
Das saudades que teremos — 127
Agora somos um time — 129
Maternidade contraditória — 131
A nossa pausa — 132
Aprenda a dividir os programas — 134
Passa mesmo — 136
A história se repete — 138
O que eu desejo para eles — 139
Transformação da casa — 140
No fim, é tudo amor — 142

Prefácio

Não é preciso muito esforço para lembrar de como foi meu primeiro encontro com a Paola. Ele se resume basicamente a uma sala de aula, em uma faculdade cheia de meninas maquiadas e uma, diferente das demais, sentada no canto esquerdo, de moletom, tênis e cara lavada. Acho que em quatro anos estudando juntas tivemos poucas conversas, todas intermediadas por amigas em comum, e sei, pelo curso que escolhemos, que dividíamos a vontade de trabalhar com as palavras.

Não muito tempo depois da nossa formatura, lembro de me deparar com uma foto em seu Instagram segurando a barriga sentada em uma cama — ela seria mãe. Uau! Seu primeiro post já anunciava tudo o que aquele perfil viria a entregar: ela dizia que a maternidade era seu maior susto e sua maior realização. Há melhor resumo sobre o que é ser mãe? E aquela era só sua primeira declaração, quando ela ainda nem sonhava em dar para aquele perfil o espaço que ele ganharia no futuro.

Apesar desses dois encontros prévios, posso dizer que só conheci a Paola quando a maternidade chegou para mim também, dois anos depois de seu primeiro post e muitos após nos sentarmos a algumas cadeiras de distância dentro de uma sala de aula. Foi por meio do nosso elo com as palavras e seu talento irretocável em tornar sentimentos quase palpáveis que, desta vez, a alguns quilômetros de distância, a conheci de verdade.

Cada texto em seu perfil sobre as noites maldormidas, a solidão e a infinitude de um amor que sufoca ao mesmo tempo que nos faz respirar me fazia questionar como eu havia deixado passar aquela amizade durante a faculdade. Como podíamos ter tantas coisas em comum e não termos nos tornado as melhores amigas de infância? Como alguém com quem eu tão pouco conversava poderia compreender tão bem aquilo tudo que eu sentia, e até mesmo melhor do que pessoas que pareciam me conhecer há milênios e que viviam ao meu redor? Hoje eu entendo.

Gosto de dizer que na história de cada mulher que se torna mãe existe um marco que poderíamos chamar de A.M. e D.M. (antes da maternidade e depois da maternidade) e os textos da Paola resumem isso melhor do que ninguém. Isso porque, apesar de todas nós passarmos por essa mudança, poucas conseguem expressar com tanta delicadeza, sinceridade e naturalidade cada nuance da maternidade como ela. É um verdadeiro dom.

A leitora que tiver a oportunidade de se encontrar com a Paola e com seus relatos terá a experiência de todos os encontros que tive de uma só vez. Uma mãe que divide conosco os sustos e as realizações da maternidade com uma intensidade incrível e totalmente desprovida de filtros. Este livro só mostra que, ao contrário do que já ouvi por aí, nós não morremos quando um filho nasce, só renascemos com cada um deles. É por isso que aquela menina com quem cruzei há anos na faculdade ainda existe: ela segue sem maquiar o rosto — e agora, a maternidade.

Flávia Costa
Jornalista

Introdução

Minha vida esteve desenhada na minha cabeça desde sempre. Três crianças pequenas, de banho tomado, cabelos penteados, sentadas pelo chão da sala, assistindo ao desenho e esperando o papai chegar do trabalho. Pijamas de dinossauro, astronauta e estrelinhas.

Eu realmente tive os três filhos, mas essa cena deles sentados, calminhos e comportados no chão da sala é tão rara quanto calçarem os sapatos na primeira vez que peço. Ninguém avisa, mas a maternidade chega atropelando tudo o que vê pela frente: nossa paz, nosso sono, nossas seguranças e, se deixarmos, nossos relacionamentos também. Ninguém avisa, mas a maternidade machuca: a alma e o peito, literalmente. Ninguém conta o quanto parir um filho é solitário e que chorar, por várias vezes, é normal. Ninguém conta que as noites são silenciosas e que o choro de um bebê é capaz de nos enlouquecer.

A maternidade pode ser assustadora, mas ninguém avisa. Além das delícias óbvias e do amor surreal, surgem medos, angústias, dúvidas e dores — físicas e emocionais. E, sim, nós precisamos muito falar sobre isso.

Em tempos de redes sociais, comparações e vidas editadas na tela do celular, o real dá medo. Frequentemente, pensamos estar sozinhas e nos culpamos por alguns sentimentos que nada se parecem com aquele amor louco e absoluto que insistem em esfregar na nossa cara.

Esse amor existe e, na maioria das vezes, é ainda maior do que imaginávamos que seria, mas junto dele existe uma infinidade de emoções que ainda são um tabu.

Sou jornalista, mas meu amor pela escrita veio muito antes da faculdade. Foram textos sobre amor, família, separação e incontáveis cartas. Quando virei mãe, me tornei o que quase toda mãe se torna: monotemática, e isso, claro, refletiu nos meus textos. Meu caderno roxo, de capa dura, que sempre esteve na minha mesa de cabeceira, virou meu caderno de mãe. Meu melhor companheiro de puerpério, de dúvidas, angústias, medos e alegrias, assim segue, até hoje. Porque as fases mudam, mas os sentimentos não!

É um prazer dividir o meu caderno com tantas outras novas mães que, como eu, talvez tenham sido pegas de surpresa com essa tal "maternidade real". Que eu possa ser, em forma de livro, sua companheira nessa jornada tão exaustiva e gratificante. Estamos juntas!

O positivo

Eu venho de uma família bem tradicional. Extremamente amigável e carinhosa, mas com irmãos e primos que sempre seguiram à risca todos os protocolos conservadores — pelo menos até onde eu saiba.

Na escola, na faculdade e no trabalho, eu sempre fui considerada a careta da turma: não gostava de festas, não bebia e, definitivamente, não era da pegação. Hoje, como mãe, posso dizer, sem medo de errar, que beirava a filha perfeita. A única reclamação que meus pais podem fazer é de que, vez ou outra, eu não atendia o telefone.

Sonhava em casar, usar vestido de noiva, chorar no cumprimento aos padrinhos e formar uma família. Eu tinha certeza de tudo isso, mas daí a vida veio e me deu uma rasteira — de leve. Eu tropecei e quase caí, mas recuperei o equilíbrio e segui com meus sonhos e valores intactos.

Então, quando tudo estava caminhando nos eixos, eu, a menina quase perfeita, engravidei do namorado. Eu me lembro de todos os detalhes da noite em que o teste deu positivo. Estava em um hotel, fora da cidade, e fui tomada por um desespero absurdo. Aquele bebê era o maior sonho da minha vida, mas eu só conseguia pensar em "logo eu?", como se aquela gravidez pudesse vir de qualquer uma, menos de mim!

A preocupação com o que os outros fossem pensar de mim me sufocou durante muito tempo. Eu tive vergonha, me decepcionei comigo mesma e passei meses reparando na mão de todas as grávidas que cruzavam o meu caminho: "Olha, essa também não tem aliança de casada". Era um alívio, como se mais alguém dividisse comigo aquele pecado de engravidar fora do casamento. Foi barra, mas porque eu mesma, na minha ignorância, me julgava!

Hoje, quatro anos depois, "juntada", e com dois filhos, vejo que somos mais família do que muitas outras por aí... E, sim, uso aliança na mão esquerda e chamo o Fabrício de marido. Se isso não for casamento, então eu não sei o que é!

Querida mamãe

Querida mamãe, a hora está chegando. Em breve, você será tomada pelo amor mais avassalador e louco da sua vida. Dentro de alguns dias, a razão de todas as suas escolhas e atitudes ganhará um rostinho e você vai, finalmente, entender do que se trata essa tal maternidade.

Pode ser que a bolsa estoure (ou não), pode ser que seja um parto totalmente humanizado (ou uma cesárea com hora marcada), pode ser leve (ou o mais árduo trabalho da sua vida). Fique calma e apenas garanta que estará rodeada de amor e de profissionais extremamente capacitados e carinhosos.

Se eu pudesse te dar um conselho, seria: atente-se a TODOS os detalhes. Permita-se sentir cada segundo das contrações, cada onda de medo e cada pedacinho da torrada que provavelmente seu médico vai mandar você comer. A insegurança e a adrenalina vão tentar te distrair, não deixe! Essa será a ligação mais forte que você terá com seu filho. Nesse momento, todo o resto é coadjuvante. Você não precisa se preocupar com nada, apenas em trazê-lo para o mundo.

Quando ele finalmente nascer, mesmo que você esteja muito cansada, lembre-se de olhar bem dentro dos olhos dele, que certamente estarão procurando pelos seus, e guarda aquela cena para sempre. Acredite: você vai querer reviver aquele momento diversas vezes.

Você vai sentir alívio! Você vai se apaixonar! E você vai perceber que não sabia nada sobre o amor, nem o materno. Você vai virar bicho e cada pedaço do seu corpo vai doer de tanto amor! Esse será só o começo dessa nova vida... O resto, querida, vocês vão aprender juntos! Seus hormônios vão borbulhar, suas noites serão solitárias e talvez seus peitos doam, mas nada será maior do que aquelas mãos tão pequenas querendo te pegar! Que a trilha de vocês seja de muita parceria e aprendizado e que o bebê te faça uma pessoa melhor, afinal, dizem ser essa a missão dos filhos!

Querido papai

Querido futuro papai, será que você tem ideia do que te espera? Você está prestes a conhecer o amor da sua vida e vai precisar ser tão forte! É, o dia está chegando e eu queria muito te passar alguns conselhos...
    Esteja presente O TEMPO TODO! Só nós, mulheres, podemos trazer os filhos para o mundo, mas precisamos muito do apoio e incentivo de vocês!
    Pode ser que doa... MUITO! As contrações são as dores mais fortes e agudas que eu já senti. Se a mãe quiser abraço, dê. Se quiser espaço, dê também, mas não saia do campo de visão dela, pois ela vai se sentir mais segura se puder te olhar. Não menospreze nada do que ela disser. Nesse momento, tudo é aguçado: o medo, a dor, a insegurança e, claro, a felicidade.
    Ela pode ser a mulher mais empoderada do mundo, mas diga que tudo bem fraquejar em alguns momentos. Ela não precisa ser forte o tempo todo... lembre-a disso!
    A anestesia melhora muito a dor; guarde essa informação!
    Às vezes, sua companheira vai precisar que você converse coisas legais; outras, que você fique em silêncio. Respeite!
    É, papai... Dias turbulentos estão por vir! Tenha paciência, tenha compaixão e releve muitas coisas. Você é pai, tem suas responsabilidades, mas vá com calma, você

não vai passar 10% do que a mãe passará. Mesmo que o parto seja leve, rápido e tranquilo, o corpo sofre diversas mudanças hormonais, é ciência! As noites serão difíceis e os dias seguintes, mais ainda. Entenda que a mãe e o bebê terão uma ligação muito forte e que vai levar um tempinho até você entrar no grupo. Seja presente! Quanto mais participativo for, mais fácil eles vão te aceitar. Ela vai precisar da mãe (e querer a presença dela); seja como for o seu relacionamento com a sua sogra, respeite isso!

É *punk*, mas é a melhor coisa da vida! Quando a roda começar a girar sozinha, a insegurança vai dar lugar a um sentimento maravilhoso!

Maternidade real

Quando eu engravidei do Mateus, adorava ler textos que falassem sobre maternidade. Achei muitos e amei todos eles. O problema foi que, estranhamente, mesmo lendo tanto sobre o assunto e as experiências, eu me assustei com a realidade. Sempre gostei de histórias verídicas em filmes, livros e redes sociais, mas, assim que comecei a viver a maternidade, percebi que aquele monte de texto que eu tinha lido não tinha nada de verídico.

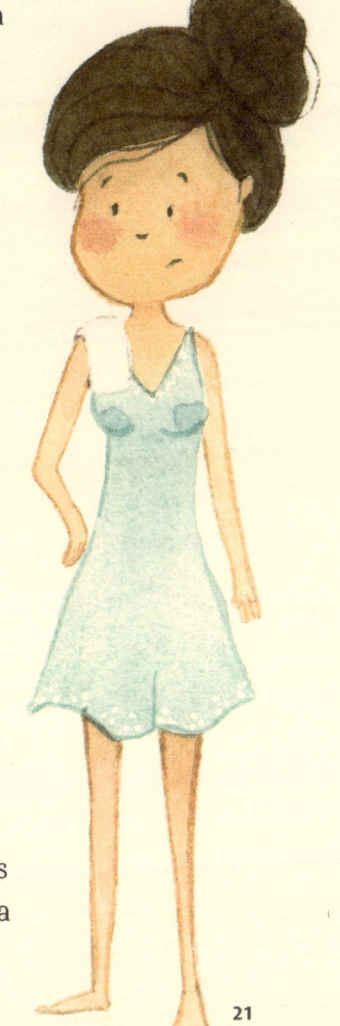

Não sei se eu que não conhecia ou se há alguns anos a expressão "maternidade real" ainda não era tão usada, mas que falta me fez. Assim que soube da gravidez, passei a seguir várias famosas que também estavam grávidas — minha primeira grande besteira como mãe! Ali deu início a ridícula e doída comparação. Passei meses vomitando todos os dias e, mesmo acompanhando a vida de tantas gestantes, fiquei em dúvida se era comum passar mal por tanto tempo assim, já que ninguém parecia passar (ou não mostrava).

O parto do Mateus demorou mais de doze horas sofridas. No momento do nascimento, eu senti dor. O do Lucas foi ainda pior: vomitei, fiz xixi na maca e entrei em pane algumas vezes. Na hora que minha médica colocou o caninho de oxigênio no meu nariz, eu pedi para a fotógrafa: "assim não, por favor". Como eu queria essa foto hoje!

Grávidas sempre dispostas e ativas, mães maquiadas e maravilhosas na sala de parto, recém-paridas tomando sol com barriga tanquinho... meu papo não é com elas! Meu papo é com quem acha que esse é o normal... Não é! O normal é vomitar durante a gravidez, fazer cocô durante o parto e chorar muito no puerpério.

Tem mães que tiram a maternidade de letra, sim, e eu admiro todas elas! Mas precisamos ter cuidado com o tipo de conteúdo que consumimos, principalmente em um momento tão vulnerável. Quando o Mateus tinha uns quatro meses, fui ao shopping e comprei uma camisola linda, que não combinava em nada com os meus sutiãs de amamentação. Arrisquei! Em menos de uma hora, ela estava completamente manchada de leite vazado do meu peito! Foi frustrante, mas era a minha realidade — que nada tinha a ver com o que eu via por aí...

Puerpério

Ei, você aí que acabou de chegar em casa com o bebê recém-nascido nos braços. Você que também acabou de nascer na sua nova versão. Você que não sabe quase nada sobre esse novo ser e já está desesperada pelos próximos dias que virão. Você que, se pudesse, teria escolhido ficar no hospital mais alguns dias, só pela ajuda. Acredite: se eu pudesse, voltaria no tempo só para te dar um abraço e dizer que tudo vai melhorar.

Eu sei que você está um pouco decepcionada com essa mistura de tristeza e desespero, mas hoje eu tenho certeza de que essa tristeza não tem nada a ver com a falta de amor. Muito pelo contrário; eu sei, mais do que ninguém, o quanto você já é louca por esse bebê. Tudo bem ter medo, tá? É normal! Eu não vou te julgar por isso e, se pudesse, não permitiria que ninguém o fizesse também.

Eu sei o quanto tudo isso parece louco e que o final do dia traz uma solidão imensa! Chore; faz bem. Eu estou aqui! Está tudo certo ter saudade da sua vida antiga, mesmo que ela tenha mudado há menos de uma semana. Poucas mães assumem isso, mas é bem mais comum do que você pensa!

Amamentar dói, né? Não te avisaram? Desculpe, eu também não sabia... pelo menos, não nessa intensidade. Tudo bem se você estiver pensando em desistir; é muita coisa para assimilar mesmo. Procure ajuda, divida essa dor com os outros. Eu te prometo que ela vai passar.

Sobre o sono, eu não tenho muito o que te dizer, apenas que você está sendo muito valente! Daqui do futuro eu já nem me lembro mais das nossas noites em claro, você acredita? Mas eu sei que isso está sendo sofrido para você; aguente firme. Quando menos esperar, vai acordar no susto durante a madrugada, preocupada porque o bebê não despertou nenhuma vez.

Quando seu marido chegar em casa depois de um dia inteiro de trabalho e não perceber esse desespero, não fique brava; os homens simplesmente não entendem! Eles podem até se esforçar, mas jamais vão conseguir saber o que se passa na cabeça (e no coração) de uma recém-mãe. Dê um desconto... a responsabilidade dele também aumentou!

Se seu filho mais velho fizer de tudo para te tirar do sério, não perca a paciência; ele é só uma criança! Lembre-se: se você está desesperada com a mudança, imagine ele!

Fique calma! Eu sei que o peito dói, que o excesso de sono nos deixa mais irritadas e que tudo o que você queria eram dez minutos de sossego, mas eu repito: isso vai passar! E quando dizem que você sentirá saudade, é verdade!

Aceite ajuda! Sei que você sente ciúme do bebê, mas, daqui um tempo, você vai perceber que era bobagem e que talvez, se tivesse aceitado aquela ajuda da sogra, ganharia os tão sonhados dez minutos! Aguente firme, esse amor é maior que tudo! Daqui uns três ou quatro meses, nos encontramos e, se Deus quiser, falaremos de todos esses perrengues com um sorriso no rosto!

Quem é bem-vindo?

Vamos lá: aos que estão animados com a chegada desse novo bebê, mas não são os pais, meu papo é com vocês! Ele é uma gracinha, né? Eu sei, nós também estamos encantados e morrendo de amores por esse ser que nasceu há pouco tempo, mas tem algo que eu queria muito que vocês soubessem e que, infelizmente, quase ninguém diz: eu também acabei de nascer. Não importa se foi meu primeiro, segundo ou décimo parto... com esse bebê lindo, nasceu uma mãe que, por mais experiente que seja, está lidando com muitas novidades.

Eu sei da ansiedade em conhecê-lo, da necessidade em estar sempre perto e do quanto querem ser participativos nesse momento, mas precisamos de espaço — físico e emocional. Em um parto existem dois fatos: o nascimento de um bebê completamente desconhecido e o nascimento de uma mãe, que passou por um processo extremamente delicado, e talvez até agressivo, para trazer essa criança ao mundo. Ou seja, é necessário priorizar quem realmente importa: a mãe e o bebê.

Nesse momento, ficamos mais fragilizadas e por isso, às vezes, é tão difícil nos posicionarmos sobre o que de fato queremos e precisamos, mas é importante nos darmos o direito de decidir o que é melhor para nós.

Não queremos excluí-los e nem afastá-los, mas precisamos que entendam que a nossa vontade e necessidade devem estar acima da vontade de todos! Nunca sabemos como será a chegada desse bebê, como os outros filhos, caso existam, irão proceder e, menos ainda, como nosso corpo reagirá ao parto. Mas uma coisa sabemos: queremos privacidade, sossego e espaço.

Visitas serão bem-vindas, ainda mais de parentes e amigos próximos, mas sem que invadam o nosso espaço, literalmente! Queremos poder amamentar assistindo à TV, tranquilas na poltrona do quarto ou enquanto almoçamos. Queremos o direito de poder surtar, chorar e até soltar pum pela casa.

Nós vamos precisar de ajuda... ajuda pra valer! Ajuda de quem estiver disposto a fazer comida, arrumar a casa e lavar roupinhas cheias de cocô. Vai faltar lugar pra tanta gente, pra tantos medos, tantos desafios; nós precisamos de espaço e não podemos abrir mão!

Eu sei que é difícil para vocês entenderem isso. Mas acreditem, é difícil para nós falarmos também... porém é preciso.

Quem eu era mesmo?

Esses dias eu estava tentando lembrar quem eu era antes de ser mãe. Fuçando algumas fotos no computador, encontrei uma de 2015, em um bar, em Santa Catarina. Eu usava uma blusa branca, justa, e um shorts de oncinha. Ambos já deixaram o meu armário há muito tempo. Talvez, se eu soubesse que fosse perdê-los tão rápido, teria poupado menos e usado mais!

Desde o nascimento do Mateus, eu engordei seis quilos, aumentei três números do sutiã e pulei do tamanho dezesseis para o dezenove na medida do anel (acreditem). Fora as medidas, muita coisa mudou. Às vezes eu penso o quanto aquelas amigas da escola que eu perdi o contato me estranhariam hoje, como a amiga da infância não me reconheceria e o que aquelas pessoas que eu conheci na adolescência achariam de mim atualmente.

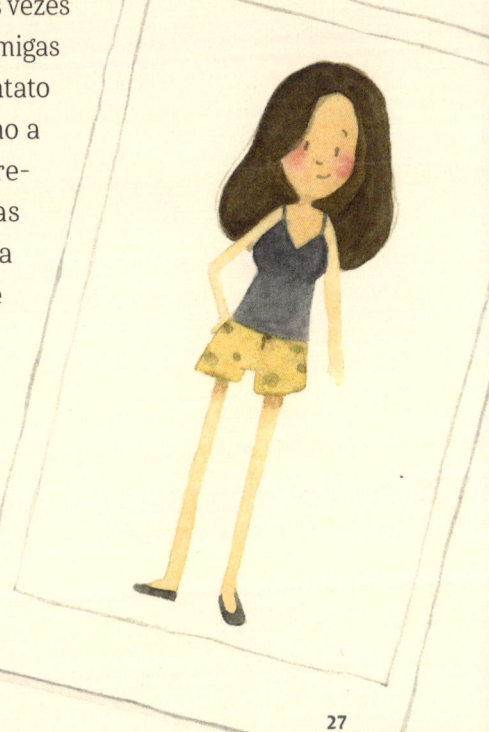

Nós mudamos mesmo com o tempo, em todos os aspectos, mas a mudança que a maternidade traz é algo surreal. Nós precisamos aprender a viver para o outro, aprender a ser professora, médica, psicóloga e até reaprender a ser criança. As responsabilidades aumentam e, com isso, acabamos perdendo um pouco da leveza. Tudo tem um peso maior... e que peso! Nós perdemos o sono, a liberdade, o cabelo e a paciência. A maternidade nos afasta de muitas coisas, mas, talvez, o distanciamento principal seja de nós mesmas.

Dizem que nos tornamos pessoas melhores depois dos filhos. Precisamos ser bons exemplos, menos egoístas e mais pacientes, isso com certeza faz de nós pessoas melhores, mas a realidade é que, de vez em quando, bate uma saudade bem forte daquela Paola egoísta e impaciente, mas que dormia a noite inteira e conseguia acompanhar uma novela.

Aquelas fotos me levaram de volta para um lugar aonde eu nunca mais tinha ido. Enquanto eu admirava aquele corpo bronzeado, o silicone recém-colocado e o biquíni de lacinho que caia tão bem naquele quadril, o Mateus apareceu do meu lado. Ele olhou para o computador e perguntou quem era aquela menina das fotos. "Era eu, meu filho. Você teria adorado conhecê-la. Ela era leve, não tinha tantas responsabilidades, não precisava educar ninguém e cuidava apenas dela mesma." Eu quase disse, mas então me dei conta de que aquela menina — leve, bronzeada e de biquíni pequeno — tinha o mesmo sonho todas as noites: ser mãe.

O passado, às vezes, pode ser bem tentador, mas deitar-se na cama à noite e ver o seu sonho ali, do seu lado, realizado, é impagável.

Saudade a gente sente, mas ela vem e passa...

A eterna busca pelo equilíbrio

Às vezes, tudo o que eu desejo é um dia cheio de reuniões no escritório! Que a rotina em casa com os filhos não é fácil como muitos imaginam, já está claro, mas a realidade é que nem sempre acordamos para ser mãe. E o irônico é que isso costuma acontecer quando as crianças estão nos seus piores dias.

Tem horas que simplesmente levantamos da cama sem paciência para repetir mil vezes que não pode colocar o dedo na tomada, sem o menor saco para brincar e sem pique algum para elaborar um almoço saudável e atrativo. Não acordamos amando menos nossos filhos, de forma alguma. Só desejamos um dia de paz, um dia que possa ser só nosso, para fazermos apenas o que temos vontade — quando tivermos vontade.

Longe de mim dizer que a rotina de trabalho é fácil. Eu já tive uma; sei que não é. Mas você sabe o que é ter vontade de fazer xixi e passar o dia segurando porque, a cada momento, surge uma nova prioridade? As crianças não esperam: a fome, quando vem, tem que ser atendida no mesmo instante; a vontade de ir ao banheiro, eles avisam em cima da hora; se têm sono, então, ficam insuportáveis... E assim passamos o dia, apenas atendendo aos seus pedidos e às suas necessidades.

Eu escolhi essa vida e cada detalhe dela. Foi tudo decidido com a cabeça e o coração, só que, às vezes, bem às vezes, eu invejo, bem pouquinho, aquela mulher arrumada, de cabelo lavado e penteado, de roupas limpas e coladas no corpo, com uma bolsa bonita pendurada no ombro, entrando no seu carro sozinha, em direção ao trabalho.

    Imagino que ela possa fazer todo o trajeto pensando no que bem entender, sem ninguém chorando ou reclamando no banco de trás. Que, em vez de músicas infantis, o rádio de última geração do carro toque aquela seleção especial que ela fez no Spotify só com as suas favoritas. E então, só por aquele dia, me dá uma vontade — que no fundo chega a me envergonhar — de ter a vida dela. Mas aí, quando a porta do elevador fecha, e eu dou de cara com as duas crianças, tão felizes só pelo fato de estarem comigo, eu imagino que, talvez, quem sabe, aquela moça, ao entrar no carro, também tenha deixado uma lágrima cair por invejar, só um pouquinho, a minha vida...

Meu corpo me representa

Durante um jantar de final de semana com uma das minhas melhores amigas, ela começou a me listar os procedimentos estéticos dos últimos dias: botox no rosto, injeção na barriga e massagem modeladora. Ela tem a minha idade e dois filhos na mesma faixa etária dos meus. Com aquela intimidade que só as melhores amigas têm, me alertou de que minha testa estava marcada com linhas de expressão e deixou claro que eu precisava me cuidar.

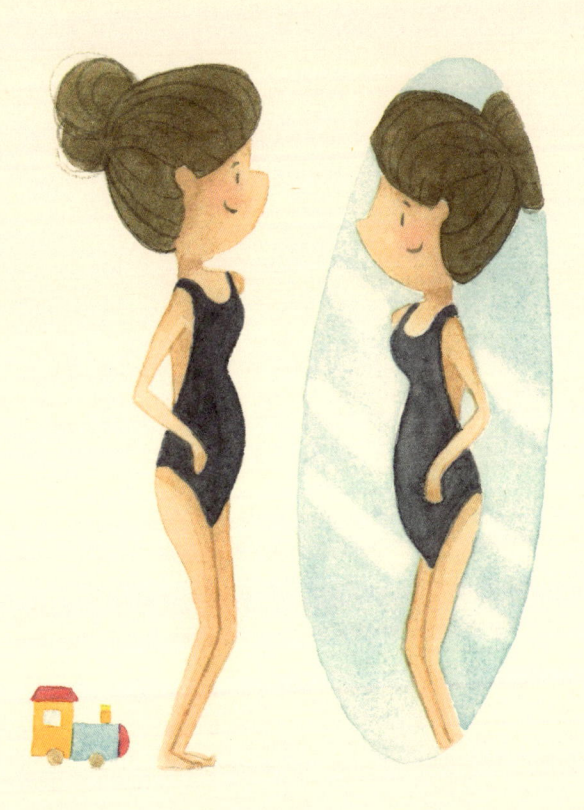

E então eu comecei a explicar para ela o que cada marca significava...

A linha do lado esquerdo da testa foi de quando o Mateus teve febre pela primeira vez e eu fiquei uma semana sem dormir; as olheiras estão aqui há seis anos, desde o dia que me tornei mãe; as linhas ao lado da boca são de quando o Lucas, com apenas sete meses, pegou covid, no ápice da pandemia, e eu passei horas sentada ao lado do berço chorando e rezando.

A cicatriz na barriga é da cesárea que eu tive que fazer às pressas, depois de mais de vinte horas de trabalho de parto, porque meu bebê começou a sofrer dentro do útero. As dobras na barriga e nas costas são dos lanches da tarde que eu tomo com as crianças, quando comemos pão de queijo, bolo e conversamos sobre os nossos dias.

Tem também os famosos "pés de galinha", esses são a somatória de todas as vezes que as crianças fazem algo incrível e eu dou risada sozinha.

É verdade que quase sempre que eu me olho no espelho vejo coisas que gostaria de mudar. Não nego que sinto falta do meu corpo antigo, das roupas que me serviam e de entrar em lojas e poder escolher qualquer peça para usar. Mas sabe quando dizem que nosso corpo traz a nossa história? É isso! Eu admiro uma barriga sequinha, uma pele impecável e pernas torneadas, mas, lá no fundo, eu também amo cada marquinha que eu tenho e, mais ainda, cada lembrança que elas me trazem...

Limite da exaustão: conhece?

Na maternidade, existe uma zona pouco confortável chamada exaustão. Não é cansaço, não é tristeza nem saudade do passado, é limite! É o suprassumo de todos os efeitos que a maternidade causa... é quando chegamos a um ponto crucial em que simplesmente estagnamos e não temos força para absolutamente nada!

Não sei se vocês, mães, já chegaram a esse ponto, mas é assustador! Não existe paciência, não existe compreensão e muito menos compaixão: somos nós contra eles. Normalmente esses sintomas aparecem em épocas de TPM ou após uma sequência de noites maldormidas.

Nós até temos consciência de que estamos falhando no nosso papel, mas é quase inevitável. O corpo (e a mente) imploram por descanso! Nós ignoramos as crianças, fugimos para o banheiro, deixamos a televisão ligada o dia inteiro... nada funciona. Ainda precisamos arcar com nossas responsabilidade e tarefas de mãe. "São apenas crianças querendo atenção." Nós tentamos reagir, mas o organismo não responde, acabou a energia, mesmo!

Eu tenho ajuda em casa todos os dias e, ainda assim, consigo me sobrecarregar! Não sei se eu estou falhando o sistema ou se ele é bruto demais, mas tem dias que tudo de que eu preciso é um botão de *reset*.

As dores e as delícias da maternidade

Esses dias, vi um *post* em um dos perfis que sigo nas redes sociais que dizia: "Lembrete: todas as mães surtam. Elas só não postam no Instagram". Achei graça. De fato, quando começamos a maternidade, pouco sabemos sobre o que nos espera. Por mais que tenhamos lido, estudado e conversado, a realidade é bem diferente. Ela se parece muito pouco com aquela relação perfeita de total sintonia entre mãe e filho que tanto mostram na televisão e na internet. Talvez hoje esse cenário esteja mudando um pouco.

Não sei se é minha bolha de relacionamento, mas, nos meus dias, tenho visto cada vez mais mães normais, que reclamam e se cansam. E, então, me dei conta de que talvez eu esteja sendo tão real e fiel a essa difícil tarefa de ser mãe, que tenho deixado de compartilhar esses milhares de momentos maravilhosos. Pois bem, só para deixar registrado: vejo 1 milhão de maravilhas na maternidade; só falo pouco sobre isso. Eu acredito que lidar com a surpresa de um amor muito maior do que você sempre sonhou seja algo mais fácil do que lidar com a decepção e a surpresa de que seus dias não serão sempre aquele mar de rosas que insistem em nos mostrar.

A realidade é que o nosso tempo fica curto, que nossas idas ao banheiro são sempre acompanhadas, que nosso corpo pode demorar (muito) para voltar ao normal — ou nem voltar —, que terá sempre alguém te seguindo pela casa e implorando por colo. Quando está tudo bem, nós aproveitamos o momento. Quando não está, nós desabafamos! Acho que isso explica o porquê dos meus relatos, em sua maioria, serem mais sobre os perrengues que passamos do que sobre as delícias. Mas aqui eu faço questão de explicar meus principais motivos de ter dois filhos e ainda desejar tanto o terceiro (e, quem sabe, o quarto): o filho te apresenta o amor mais puro do mundo. Não interessa o que ele te faça ou o quanto te canse, no final do dia, nada será mais prazeroso do que olhar aquele serzinho dormindo na sua cama e babando no seu travesseiro.

Pelo filho, você deixa de lado os seus medos. Veja bem, não é que você não sentirá medo, muito pelo contrário, talvez com ele nasçam alguns medos que você nunca nem imaginou sentir, mas você será capaz de passar por cima de todos eles, se assim for preciso, para proteger e preservar o seu filho.

Nada te fará mais feliz do que aqueles olhinhos dizendo o quanto te amam. Seja em palavras ou em olhares, você irá reconhecer todo esse amor e se sentir a pessoa mais realizada do mundo.

Terá sempre uma companhia. Meus filhos ainda são pequenos, talvez isso mude quando chegarem na adolescência, mas, por ora, são meus principais parceiros para tudo — desde as idas ao banheiro até as noites sem o marido.

Então não se deixe levar pelo que você ouve ou lê por aí. Por trás de cada fala ou texto, existe uma mãe passando por uma situação específica — de encantamento ou de cansaço — e essas situações tendem a ser bastante inconstantes.

Férias pra quem?

Quando nos tornamos mães, algumas (muitas) coisas mudam de figura. Férias, por exemplo, por um tempo, deixam de representar o que representavam antes da maternidade.

No auge dos meus vinte e poucos anos, férias significavam passar o mês inteiro na praia, pegar sol uniformemente no corpo, ter todos os biquínis do mesmo modelo para não ferrar com a marquinha, caminhar com as amigas na areia, tomar sorvete na avenida da orla, curtir uma noitada vez ou outra e voltar para casa renovada.

Estou de férias, pelo menos isso que me disseram, mas, levando em conta o significado real da palavra, eu me atrevo a dizer que meus dias não estão nada parecidos com esse "tempo de descanso" que diz o dicionário. É o dia inteiro atrás das crianças: cuido pra não cair na piscina; troco a fralda de um; tiro a roupa molhada do outro; se um cai, levanto; se outro se rala, assopro; um não come porque está eufórico na casa dos avós; outro não come porque estranha o ambiente... olha ele comendo terra!

Durante o cochilo, até me iludo: corro para passar bronzeador, pego a toalha, deito pois o sol está quente. E, justamente quando fecho os olhos, eles abrem os deles. Lei de Murphy, né?

E então aquele bronzeador só serviu para me deixar lambuzada. Depois de alguns dias insistindo na tentativa, desisto. Entendo que as férias não são pra mim...

Sabática mesmo é aquela segunda-feira que as crianças vão para escola. Tenho ajuda em casa, o marido sai para trabalhar, posso ir à ginástica e as compras no mercado são minha distração. Que saudade do ano letivo!

Mãe, eu te entendo

Mãe, eu te entendo!
    Entendo a briga, o grito e a falta de paciência. Eu passo por isso todos os dias!
    Entendo o tempo que você me pedia quando eu queria te abraçar a todo momento. Às vezes, eu também imploro por distância.
    Entendo a sua decepção quando reclamávamos do cardápio das refeições. Eu prometo para mim mesma que nunca mais vou pisar na cozinha cada vez que passo horas cozinhando e as crianças só dão duas colheradas na comida.
    Entendo suas inúmeras ligações quando estávamos na rua. Se as crianças ficam longe de mim, eu faço o mesmo.
    Entendo quando você dizia, bem malandra, pra omitirmos determinado passeio legal durante o dia. É bem assim, mãe, as pessoas veem o café que tomamos na padaria, mas não veem o que passamos nas outras horas.
    Entendo quando você não queria convidar ninguém para ir em casa. Sempre sobra pra gente, né, mãe?
    Entendo a sua empolgação cada vez que o papai sugeria de irmos viajar ou jantar fora. Nós tirávamos sarro de você, mas hoje eu sei, ficar em casa cansa!
    Entendo todas as vezes que você reclamou da casa e pediu que nos mudássemos para um apartamento menor. Caramba, como casa dá trabalho!

Entendo quando você pedia pra não sujarmos a roupa, quando se irritava de ter que nos chamar mil vezes para sentarmos à mesa, ou quando você dormia no meio de um filme.

Entendo até quando deixava o carro sem gasolina. Pressa de voltar pra casa, acertei? "Um dia você vai entender..." Hoje eu entendo, mãe! Entendo tudo!

A gente se afastou, eu sei

A gente se afastou, eu sei...
 Costumávamos andar de mãos dadas, conversar até chegarmos em assuntos fúteis e ir para cama no mesmo horário. O jantar era sagrado, sentávamos à mesa e discutíamos sobre as tarefas do dia.
 É que chegaram dois seres, bem pequenininhos, um seguido do outro, tão dependentes, que acabaram tomando todo o meu tempo! Mas a culpa não é só dessa dependência, não, eu admito. É que, junto deles, chegou também um amor porra-louca, algo de outro mundo, que me faz querer trocar tudo, quase sempre, só para ficar observando-os!
 Eu não te esqueci! Nem conseguiria; eles têm tanto de você! Apenas tente entender que, quando chega a noite, depois de um dia intenso de brincadeiras, colo, fraldas e de hormônios, é muito difícil optar por um filme quando se tem uma cama te esperando. É exaustivo!
 Também estou ciente de que minha barriga não está das melhores e que tenho mais pelo na sobrancelha do que cabelo na cabeça, mas, diante de tanta coisa, EU, definitivamente, não sou a minha prioridade.
 Sei também que nossos horários muitas vezes não batem mais e eu entendo, tá? Sei que eles também trouxeram uma carga de responsabilidade enorme para você e o trabalho deixou de ser só uma realização pessoal!

Mas, aos poucos, nós vamos nos reencontrando, tenho certeza! Agora eu vou dormir porque, já, já, serei despertada por um choro desesperado de fome. A gente se tromba na cama pela madrugada...

Me dá um tempo

Mãe ama, e ama muito!

Ama mais que pai, mais que vó e mais que tia! Mas, às vezes, tudo o que queremos é um, dois ou três dias de folga. Não aquela ida corrida ao mercado, tendo que ligar para saber se está tudo bem ou se o bebê almoçou direito. Nem aquela viagem de uma semana nos preocupando em frequentar lugares com *wi-fi* para conseguir falar com os filhos. Queremos folga mesmo...

Queremos aqueles dias que só existiam antes do nascimento. Queremos a nossa vida: a nossa leve e egoísta vida!

Queremos não depender de ninguém, usar aquele colar novo e andar de cabelo solto. Não que não amemos nossos filhos. Amamos, e amamos muito!

Mas também amamos ir ao banheiro sem pressa, amamos comer comida quente e amamos, algumas vezes, não termos que nos importar com mais ninguém! Só queríamos, por alguns dias, o luxo de dormir oito horas seguidas, o fim do chiado da babá eletrônica e não ter que adivinhar se a pessoa do outro quarto está passando frio ou calor.

Dar de mamar cansa, músicas de ninar enjoam e noites maldormidas irritam!

Mas queríamos só um, dois ou três dias... mais do que isso não aguentamos!

O novo socializar

A cena é a seguinte: todos sentados à mesa, a comida quentinha e a fome grande. Todos se servem e começam a comer calmamente. O filho pequeno chega, choroso, aquela manha típica de sono. Você tem duas opções: fazê-lo dormir ou engolir a comida sem nem sentir o gosto ao som de um resmungo pouquíssimo confortável. Você levanta, deixa a comida esfriando e leva o filho para dormir. Depois de finalmente fazê-lo adormecer, volta à mesa. Todos já alimentados, impacientes, aos poucos se levantam e você fica sozinha, ou melhor, na companhia da comida fria.

A cena é a seguinte: aqueles dois casais de amigos que você adora e não vê há tempos vão na sua casa. Todos se acomodam na sala, cada um com sua bebida e começam a discutir as principais fofocas de celebridades (que você adora). Na melhor parte, o filho chega e pede para que você brinque com ele de carrinho. Você não quer, ele insiste, você é firme, ele começa a chorar, você cede! Se levanta, vai até o tapete e, entre um diálogo e outro, entre os motoristas, tenta escutar um pouco da fofoca. Não dá! Você desiste. Eles dão risadas e você adoraria saber o motivo, mas a brincadeira tem que continuar.

A cena é a seguinte: uma roda de amigos, todos falam sobre a nova vacina contra a covid. Tem um médico na turma e você está louca para ouvir o parecer dele sobre o assunto e então, quando ele começa a falar, o bebê resolve correr em volta da piscina. Você estica o braço, como se ele tivesse cinco metros e fosse conseguir alcançá-lo a distância, mas é que você realmente gostaria de participar do papo. Você espera que alguém da roda, além de você, veja o perigo e levante antes... nada. Todos estão focados no assunto. Você levanta, evita que a criança caia, mas perde justamente a parte sobre a eficácia da vacina. Quando volta, já mudaram o tema da conversa para o jogo de domingo.

Aos poucos, vamos desaprendendo a socializar. Aos poucos, as reuniões se tornam uma grande tortura: sabemos que teremos vontade de participar, mas algo (ou alguém) vai nos impedir e por isso, por tantas vezes, não queremos! Eles são fofos, são lindos, são donos de todo nosso amor, mas a forma como nos consomem e nos privam de tantas coisas chega a ser sacanagem!

Dias cinzentos

Quando se tem filhos pequenos, existe uma situação aterrorizante para a maioria das mães: dias frios e cinzentos. Assim que acordamos, abrimos a janela e lá vem a decepção. A garoa fina, o vento gelado e o desespero: o dia será todinho dentro de casa. Isso significa crianças pequenas, cheias de energia, trancadas em um espaço limitado.

Pode até ser que você goste do clima frio, da "finesse" das roupas de inverno e daquelas viagens charmosas para Campos do Jordão ou Gramado, mas, minha querida amiga, quando se tem filhos, o cenário muda bastante.

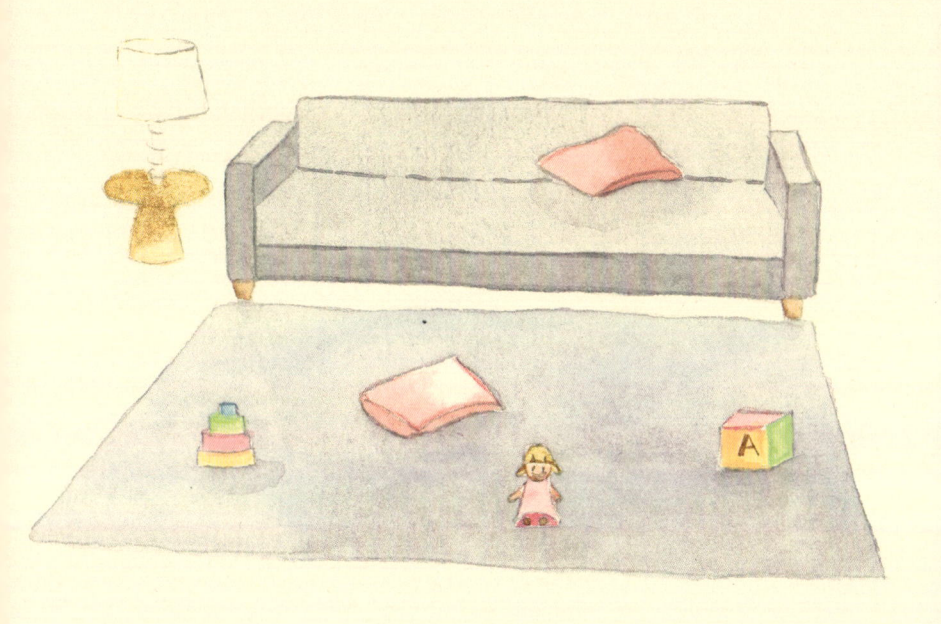

O glamour do inverno cede lugar a pequenas criaturas capazes de tudo para passar o tempo. A casa se transforma em um verdadeiro campo de guerra: brinquedos espalhados por todos os cômodos, desenhos na televisão o dia inteiro, bolas e almofadas voando pelos ares e nós quase não podemos reclamar... Que saudade do parquinho!

Isso, claro, sem contar o nosso maior inimigo: o resfriado! Cada vez tenho mais certeza de que quem inventou o inverno não tinha filhos e não pensou nas madrugadas em claro que passaríamos medindo temperaturas, nas inúmeras lutas que teríamos para limpar o nariz das crianças com soro, na dificuldade de cada inalação e, principalmente, no aperto no peito a cada noite que as crianças dormem respirando pela boca por conta do nariz entupido.

Eu também adoro uma lareira, um *fondue* e uma gola alta, mas, na minha situação atual, nada como aquele calor de rachar, sem ter que correr atrás de ninguém para colocar meia, nem esquematizar toda a saída do banho para ninguém pegar golpe de ar e, mais do que tudo, sem impedir que as crianças brinquem ao ar livre. Quanto amor pelos dias de sol e calor!

A importância de pedir ajuda

Se você é uma mãe normal, como qualquer outra, certamente irá acordar, vez ou outra, completamente sem saco! Para ninguém, inclusive para as crianças! TPM, noites maldormidas, refeições mais saudáveis do que gostosas, o resultado: uma pessoa completamente insuportável — eu!
    Enquanto duas crianças imploravam por atenção, eu só queria sossego e um cochilo no sol que batia na varanda. Até tentei realizar esse sonho quase utópico, mas, em segundos, virei pista de carrinho, o Lucas começou a puxar meu cabelo e o relógio me avisou que era hora de preparar o almoço!
    Eu estava sendo péssima para eles. Pedi ajuda e pude me afastar deles durante toda a tarde. Pesquisei coisas que queria na internet, fiz pagamentos, trabalhei e fiz o que me deu vontade! Tudo isso de dentro de casa, os olhando de longe, mas sem compromisso com cuidados ou brincadeiras.
    No final do dia, estava renovada e cheia de saudade! Às vezes, é preciso sair de cena, é preciso se afastar, é preciso pegar um ar.
    A maternidade vem em ondas e, se você bobeia, se afoga! Mas eu já entendi que ninguém consegue cuidar de ninguém debaixo d'água! Um salve para todos que nos ajudam a ter esse respiro!

Amizade na maternidade

— E aí, tudo bem?
— Tudo! Sexta vou fazer uma cirurgia. Nada sério, mas estou com um pouco de medo...
— Mateus, não faz isso! Nossa, ele tá tão agitado! E seus pais, tão bem?
— Sim, foram pra praia...
— E estão mais tranquilos com a covid?
— Ah...
— Nossa, que cheiro! Lucas, vem cá, você fez cocô?
— Você não sabe, aquela menina traiu o namorado!
— Jura? Como assim? Peraí, vou fazer o leite deles e você me conta...
— Quer que eu ligue *Galinha Pintadinha*?
— Por favor! E me fala da menina...
— Então, traiu e ninguém da turma quer falar com ela!
— Gente, o Lucas fez cocô de novo! É o oitavo do dia!
— E você, como tá o casamento?
— Tá bem... Falando nisso, e seu apartamento novo?
— É lindo! Fica pronto daqui uns meses!
— Mateus, abaixa o som, não conseguimos conversar! Já sei, acho que vou aprontá-los para dormir! Você dá banho no Mateus enquanto dou no Lucas?
— Claro!
— Ô, rapidinho, agora é só o leite e colocá-los na cama. Depois podemos conversar à vontade!

Estou há algum tempo no quarto do Lucas fazendo ele dormir enquanto ouço minha amiga convencer o Mateus a escovar os dentes e se prontificando a ler um livro. Parece que ele aceitou! Desde a hora que chegou, cuidou dos meninos, deu jantar, deu banho e brincou... Comigo, trocou algumas palavras!

E ainda, o pão, que eu ia fazer para o nosso lanche da tarde, acabou de ficar pronto, às 21h!

Amizades são colocadas à prova na maternidade, que felicidade ter algumas que sobrevivem a ela!

Mãe em tempo integral

A realidade é que ser mãe 24 horas por dia cansa pra caramba! Relatório para o dia seguinte é puxado, passar o dia em reunião é exaustivo, responder quatrocentos e-mails toma tempo mesmo, mas cuidar de alguém VINTE E QUATRO horas por dia cansa PRA CARAMBA!

É acordar, fazer o leite, dar uma fruta, colocar seu café na xícara, ir até a sala, tirar a criança de cima do sofá, voltar, pegar o pão, gritar que não pode subir na mesa, passar manteiga no pão, chamar atenção e não deixar machucar a flor.

É ter que brincar, mesmo quando não estiver a fim. É ter que montar Lego, pintar, correr e fazer cócegas, mesmo com preguiça! É se preocupar que três colheradas de comida é pouco! "Não quer comer? Não come", mentira! É fazer o que for preciso para comer, pelo menos, mais duas colheradas!

Ah... é ter que se preocupar com o almoço e com o jantar e, enquanto isso, "não gira que vai cair", "coloca o sapato que o chão tá frio", "vamos trocar a fralda que fez cocô" (essa com bastante frequência!). É não usar mais bolsa, mas mochila! Em vez de nécessaire com corretivo e creme de mão, fralda, pomada, mamadeira, copinho de água e brinquedo!

É ir fazer exame e nem ter tempo para se preocupar com o resultado. É correr atrás nos corredores, entreter com bolacha, celular e sair para a rua! É assistir à novela com um olho na televisão e outro na criança. É não ouvir diálogo nenhum e adivinhar o que os personagens estão falando. Aliás, é não acompanhar mais novelas!

    É chegar o final de semana e o feriado e correr atrás deles no shopping, no restaurante ou no parque. É não ter hora para desligar ou para descansar. É bom, mas cansa pra caramba!

O próximo filho

Eu venho de uma família de três irmãos e sempre soube o quanto a presença deles colaborou (e ainda colabora) para a minha felicidade. Meu sonho era ter três ou quatro filhos justamente porque eu amo ser mãe e sei da importância de ter irmãos. O problema é que, como tudo na maternidade, a prática é bem diferente da teoria.

Quando eu engravidei pela segunda vez, minha cabeça tinha certeza de que eu estava prestes a dar o melhor presente para o Mateus, porém, meu coração apertou no instante em que eu vi aqueles dois risquinhos aparecendo. Tive medo de como o Mateus lidaria com a novidade e como eu seria capaz de dar a mesma atenção para os dois. Tive receio de que o novo bebê me afastasse do Mateus e das consequências que isso traria.

O Lucas nasceu e a primeira noite em casa foi aos prantos no sofá da sala, tendo que lidar com aquele serzinho ainda desconhecido e a saudade enorme que eu sentia do meu outro filho, que dormia no quarto com o pai. Com o tempo, as coisas entraram nos eixos, eu entendi quais as necessidades de cada filho e consegui me dividir entre eles.

E, então, no meio dessa harmonia toda, eu descobri minha terceira gravidez. Toda aquela insegurança voltou. O amor está aqui, eu sei, mas, por enquanto, ele está sendo tapado por esse pavor de como as coisas serão daqui para a frente, de como eu vou conseguir conciliar essas três crianças ainda tão pequenas e como os dois mais velhos vão reagir a isso.

É completamente descabido, eu sei, mas, estranhamente, eu sinto como se, a cada gravidez, eu estivesse traindo os filhos anteriores. Lidar com isso requer algo que eu ainda não encontrei. Ainda bem que eu sei que, pelo menos mais pra frente, vai ficar tudo (muito) bem!

Irmãos

Eu tenho certeza de que o Lucas é o melhor presente que eu poderia dar para o Mateus. Talvez no início ele tenha achado meio estranho esse lance de ter alguém a mais na nossa família, da mamãe não estar mais disponível exclusivamente para ele e não lembrar o tempo em que os dois estavam juntos na minha barriga — sim, é nisso que ele acredita, e eu acho lindo. Mas eu percebo que, a cada dia, mais ele entende o valor desse presente.

Eu sempre sonhei em ser mãe... de vários! Em casa somos em três irmãos e se tem uma lembrança que me enche de saudade, é do tempo em que ainda dividíamos o mesmo teto!

Minha irmã é a pessoa mais doce do mundo e me ensinou justamente que não podemos ser legais com todo mundo. Meu irmão, que sempre foi frio como uma pedra, me mostrou que até mesmo o coração mais gelado do mundo pode ser derretido. Formamos um time e tanto: cada um com a sua personalidade e um amor inabalável! Como diria Pedro Bial, eles são a maior ponte com o nosso passado.

E, depois que mudamos de fase... ah, como esse passado é sagrado! Todos os dias, quando o Mateus toma banho, o Lucas tenta entrar junto no chuveiro. Pode ser apenas para fazer bagunça na água, mas eu sinto que o que ele quer mesmo é estar perto do irmão.

Meninos, cultivem essa amizade, esse amor e esse elo entre vocês! Ninguém no mundo vai entender melhor suas dores e suas felicidades. Um dia, a mamãe e o papai não estarão mais com vocês, mas tudo o que somos estará EM vocês e isso vai bastar!

Mãe de três

Neste exato momento eu estou de pé, ninando o Lucas e observando o sono tranquilo do Mateus. Parece que está uma calmaria por aqui. E está, mas só por fora. Há menos de 48 horas eu descobri que, daqui a nove meses, tudo isso dará lugar ao caos (de novo) e tudo o que eu consigo pensar é nas noites que eu passarei (de novo) sentada nessa poltrona que está ao meu lado.

A ciência garante que você, meu querido (ou querida), pode sentir absolutamente tudo o que eu sinto, por isso já me desculpo! Eu juro que, em breve, todo esse medo dará lugar a um amor gigantesco, mas, por ora, tudo que eu sinto é um pavor de acelerar o coração.

Eu já sei como isso funciona, foi exatamente assim com seus irmãos e, pode confiar, vai ficar tudo bem. Mas, além do desespero de ter um novo recém-nascido em casa, tem outros fatores que nunca haviam me preocupado: vai faltar quarto, vai faltar colo e vão faltar olhos. Como já dizia um personagem de *This Is Us*, à conta é simples: vocês serão três e nós somos apenas dois.

Como eu desejei essa família, exatamente do jeito que ela está sendo construída, só que, meu amor, em todos aqueles anos de sonho, nunca tive sequer uma preocupação como essa; parecia tão mais simples! Você mal chegou e já está exercendo seu papel com maestria: fez o papai e a mamãe adiarem duas viagens que estavam marcadas, está me tirando o sono e mexendo com todos os meus hormônios, tudo como manda o figurino!

Eu estou tentando não surtar e fazendo de tudo para disfarçar esse medo, mas, como eles têm certeza de que você tem acesso a todos esses pensamentos, achei melhor jogar limpo e expor a realidade. Que baita aventura está se tornando essa minha vida...

Nem todo o tempo do mundo seria o suficiente

Em uma determinada noite, quando estava colocando o Mateus na cama, ele me perguntou:
— Mãe, eu vou viver mil anos?
— Não, querido, ninguém vive mil anos.
— E cem, eu vou viver?
Eu gelei! Talvez ele realmente viva cem anos (e eu vou rezar muito para que isso aconteça), mas e eu, onde eu estarei daqui a cem anos? Esse é o tipo de coisa em que raramente pensamos, nesse nosso futuro, onde deixaremos nossos filhos por conta própria quando a vida toma o seu rumo normal e as mães simplesmente perdem o seu papel na vida dos filhos.

Sou de uma família católica e tenho algumas crenças tradicionais, mas, até hoje, não tenho claro o que realmente acontece depois da morte. Nós reencontramos nossos amigos e familiares? Se sim, nós os reconhecemos? Meu coração doeu e meu olho encheu de lágrima.
— O que foi, mãe?

Foi que nós estamos tão empenhadas no agora, com as crises, as birras e as noites maldormidas que nem conseguimos (graças a Deus) pensar como será esse futuro. Eu não imagino os meninos nem com dezoito anos, quem dirá com cem!

Não sei como estará o mundo, quais serão as mudanças na sociedade nem como a tecnologia irá evoluir até lá e quais serão as profissões, mas certamente eu não estarei mais com eles. E aí, como fica?

Eu ainda me julgo bem nova e, apesar de ter aquele sentimento clichê de "agora que sou mãe não posso morrer", nunca pensei de fato nessa hipótese; não até hoje! O amor de mãe é o sentimento mais lindo e intenso que eu já conheci, mas como acaba essa nossa história?

— Tomara que você viva até cem anos, meu amor.

— Cem é muito!! Então a gente vai ficar junto até lá, né?

Eu disse que sim, dei um beijo na testa dele e fechei a porta do quarto.

O que você guardaria para sempre?

Eu queria ter uma caixinha onde pudesse guardar todos os melhores momentos da maternidade. A ideia é que eles ficassem organizadinhos em fitas e eu pudesse rever as cenas conforme sentisse saudade. Nós penamos muito em cada fase. Nós repetimos o mantra "vai passar". Nós, às vezes, sentamos e rezamos, bem baixinho, para que o dia termine logo. Mas a verdade é que nós sentimos muito quando nos damos conta de que o tempo passou mesmo!

Eu começaria guardando o dia em que descobri minha gravidez. Colocaria na fita todos os medos, inseguranças e amor que senti naquela noite. Registraria detalhes do quarto de hotel, a expressão do papai tentando entender aquele teste e tudo o que passou na minha cabeça noite adentro.

Eu também guardaria o som do primeiro choro, minha disposição ao acordar da primeira noite bem dormida e o dia em que ouvi o primeiro "eu te amo" que, eu admito, nem lembro quando foi.

Eu organizaria, em ordem cronológica, todas as nossas idas à praia, o quanto brincamos na areia e a sua paixão pelo mar. Deixaria uma estante reservada só para "casa dos avós". Nessas fitas, teríamos desde o dia em que começou a andar na grama, até as horas intermináveis pulando na cama elástica. Os domingos com os primos e as temporadas em Ijuí.

Na maior parte, as prateleiras seriam divididas entre as brincadeiras preferidas: eu adoraria rever as vezes em que sentou sozinho e, mudando de voz, interpretou diferentes personagens da história.

Queria cenas aleatórias da gente acordando junto, caminhando de mãos dadas e das noites lendo livros. Alguns desses momentos ainda estão recentes, mas eu quero detalhes para o futuro. Eu quero me lembrar de absolutamente tudo! Eu quero reviver, quero sentir. Se eu pudesse, eu queria viver para sempre, para não só lembrar desses momentos, mas para poder continuar vivendo junto...

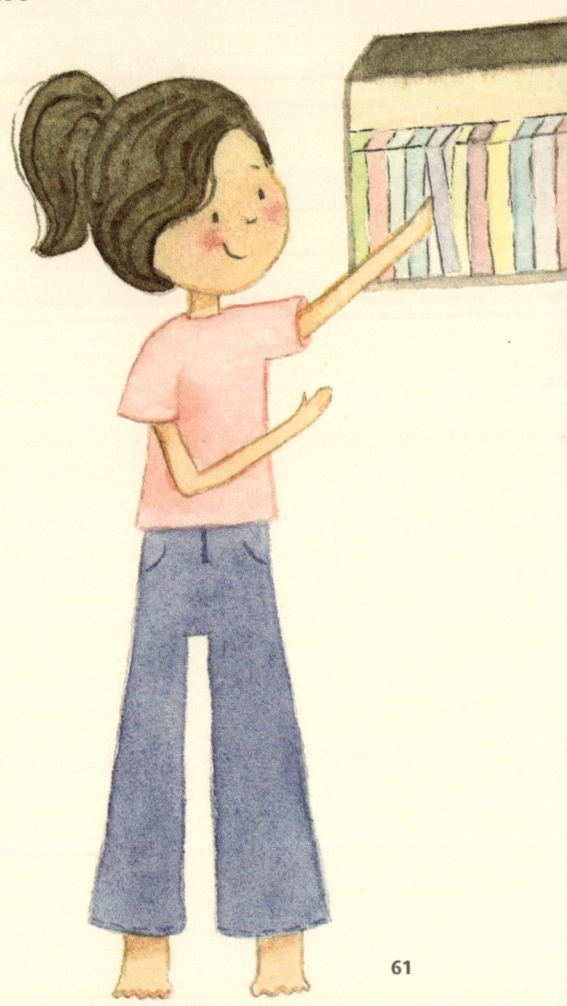

Me perdoe

Hoje eu só quero me desculpar. Enquanto você dorme e eu fico aqui, passeando pelo rolo da câmera e vendo o quanto você é inteligente, engraçado e pequeno, me dou conta de quantas vezes eu erro com você.

Desculpe-me pelas noites em que me irritei enquanto tentava te fazer dormir e você só queria sorrir para mim. Desculpe-me pelas tantas vezes que te apressei para comer, colocar os sapatos e escovar os dentes, mesmo sem ter qualquer tipo de compromisso.

Por favor, me perdoe pelo grito que dei quando você deixou o copo de água cair e molhou toda a cozinha; eu não estava em um bom dia e você só estava tentando exercer sua independência. Falando nisso, desculpe-me também pelo dia que te tirei da privada com raiva só porque você decidiu se limpar sozinho e sujou todo o banheiro. Eu nunca te disse, mas, mais tarde, eu contei essa história para a vovó gargalhando... Eu deveria ter gargalhado com você.

Por favor, desculpe-me pelo dia que perdi a paciência quando você não quis fazer aula de futebol com os alunos novos. Eu fiquei tão ocupada sentindo vergonha que não me preocupei em tentar entender o motivo da sua resistência.

Esqueça, pelo amor de Deus, as tantas vezes que chamei sua atenção em público só porque precisava provar para a sociedade que eu sabia impor limites. Me perdoe pelos tantos erros que eu já cometi até aqui. Não posso prometer que nunca mais vou errar com você e que não vou te cobrar mais do que você pode me entregar, mas eu juro, meu amor, que todas as noites, quando você dormir, vou olhar bem no seu rostinho e ter certeza de que isso é a coisa mais valiosa da minha vida!

Renúncias da maternidade

Ser mãe em tempo integral é quase sempre uma escolha. Diferente de mães que trabalham fora. Aquelas que optam por abrir mão de tudo para ficar com os filhos normalmente fazem porque querem. Mas, ainda assim, mesmo sendo uma decisão consciente, muitas vezes nos faz refletir sobre o que estamos de fato fazendo com as nossas vidas.

Eu sou da turma que sempre teve isso muito claro: "quando tiver filhos, se tiver condições, vou apenas cuidar da casa e das crianças". E assim foi. Prestei vestibular para jornalismo, psicologia, direito e publicidade. Acho que o jornalismo me escolheu. Mas nunca sonhei em me tornar editora-chefe de algum veículo ou ganhar o Prêmio Comunique-se, um dos principais da comunicação. Sempre soube que minha passagem pelo jornalismo seria breve — até a chegada dos meus filhos.

O Mateus chegou primeiro e eu (juro) tentei conciliar a maternidade com o trabalho, mas fracassei (mais no trabalho do que na maternidade). Quando o Lucas nasceu, decidi que iria abrir mão do emprego para me dedicar exclusivamente às crianças.

Diferente do que pensam, essa escolha, como todas as outras, teve um preço alto e, para mim, o mais alto deles: o julgamento e o preconceito! Conforme me afastava do trabalho, ia me tornando apenas a mãe dos meninos e, de uma hora para outra, era como se todo meu passado fosse ignorado e eu já não representasse mais nada profissionalmente.

Eu ouvi as primeiras risadas e vi os primeiros passos e as primeiras palminhas. Estive com eles em absolutamente todas as febres e fui eu que medi a temperatura deles todas as vezes durante as madrugadas. Nunca precisei trabalhar com o coração na mão quando algum deles não estava bem; eu estava junto! Mas, como diz o clichê, "cada escolha, uma renúncia" e, de vez em quando, essas renúncias surgem na nossa cabeça e nos deixam com uma pulga atrás da orelha. Nós até fingimos que estamos completamente realizadas em casa, mas é muito difícil estar. E se tivesse sido diferente?

Quando vemos aquela colega da faculdade crescendo no mercado, aquela amiga de infância explodindo com o negócio próprio ou até aquela menina da escola, que nunca admitimos, mas sempre admiramos de longe, fazendo rios de dinheiro, temos uma pontinha de inveja, sim. Não que não amemos ficar com os filhos, ô, se amamos, mas tudo bem questionar sobre como teria sido a vida caso não abandonássemos as carreiras.

Das escolhas que fazemos

Quase uma década depois, hoje eu voltei à emissora de televisão em que trabalhei durante três anos. O dia em casa começou extremamente mal. Em menos de uma hora acordada, o Mateus tinha conseguido me tirar completamente do sério e eu estava muito perto de explodir. A manhã não foi fácil mesmo e eu agradeci o Fabrício por ter me pedido para acompanhar uma gravação no início da tarde.

Almocei, me troquei e vazei rumo à emissora. Repeti aquele caminho que fiz durante anos e, no percurso, me lembrei dos bons tempos em que trabalhava, quando ainda não era mãe nem esposa. Quando cheguei e comecei a encontrar as pessoas, tive a sensação de ter retrocedido no tempo. Parecia que ali eu tinha voltado a ser a Paola "original". Naquele ambiente em que pouquíssimos me conheciam como mãe, eu me reencontrei.

Por um breve momento, também me esqueci das crianças que tinha deixado em casa, até que um ex-colega me perguntou:

— TRÊS? — apontando para a minha correntinha.

— Sim, três! Agora meu trabalho são eles.

Pela cara dele, não sei se fui convincente e deixei claro o quanto estava realizada. Talvez eu mesma tenha ficado em dúvida com a minha resposta. Estar ali, num ambiente de trabalho, com pessoas diferentes e conversando com adultos me fez bem.

Meus peitos me lembraram de que era hora de voltar para as crianças. Entrei no carro, fiz o caminho no automático e, quando cheguei em casa, dei de cara com o Lucas radiante: — A mamãe chegou!

Nessa hora eu me lembrei de quantas noites sonhei acordada com essa penca de crianças e de quantas vezes, mesmo durante o trabalho, desejei trocar tudo aquilo pelas tardes com meus futuros filhos.

Não é fácil, nem perto disso — o trabalho e abrir mão da nossa vida. O dia com as crianças foi um caos e eu terminei a noite derrotada, mas me deito na cama tendo certeza de onde eu quero estar... E é aqui, com elas, todos os dias!

Sobre ter uma babá

Há cinco anos, eu descobri que estava grávida e uma das minhas maiores certezas era de que eu não teria nenhum tipo de ajuda. Eu olhava com desdém aquelas mulheres que levavam babás para cima e para baixo, e ficava incomodada com a quantidade de crianças que iam para o parquinho sem as mães. Quantas conversas eu e minha irmã tivemos sobre o assunto e a conclusão era sempre a mesma: "não vou colocar filho no mundo para outra pessoa cuidar".

Acontece, minha gente, que eu virei mãe! Virei mãe de um, mãe de dois e engravidei do terceiro, e, então, a realidade bateu na minha cara. Logo na minha segunda gestação, fui aconselhada pela minha médica a ter uma ajuda durante a noite.

— Acredite, será bom ter alguém para te ajudar nas madrugadas. O Mateus vai precisar de você inteira no dia seguinte.

Eu relutei e sabotei até que finalmente me convenceram a marcar uma entrevista.

A babá me viu chorar de dor no peito, riu comigo nos cocôs da madrugada e pegou o Lucas do meu colo todas as vezes que cochilei na poltrona, exausta. Era para ser por três meses, mas, passados alguns anos, ela ainda dorme aqui em casa vez ou outra. São as vezes que consigo dormir a noite inteira na minha cama, assistir a um filme com o Fabrício e acordar tarde na manhã seguinte.

Ela não cria meus filhos, mas justamente me ajuda a ter tempo e paciência para criá-los.

Quando descobri a terceira gravidez, fiquei desesperada. Apesar de querer muito, sabia o quanto meus dias iriam mudar. Foi então que, mais uma vez, dei o braço a torcer e entendi que seria ótimo ter alguém em casa, todos os dias, dividindo comigo o tempo com as crianças.

A Paula é quem faz o feijão enquanto eu jogo bola com os meninos, organiza o banho enquanto brincamos de esconde-esconde e, talvez o mais importante: cuida deles enquanto eu cuido de mim! Eu tomo banho tranquila todos os dias, saio sempre que preciso, sem nenhuma preocupação e, quando sinto vontade (ou necessidade), posso ficar no sofá, sem fazer nada, enquanto eles estão no parquinho. A Paola de cinco anos atrás acharia essa ajuda completamente desnecessária. A Paola de hoje não liga para a opinião daquela!

Pode vir, estou pronta

Dia desses, a moça que trabalha aqui em casa perguntou se eu estava preparada para o nascimento da bebê... "Acredita que sim?" Eu sei que cada filho é único e que, a cada nascimento, surge uma mãe. Mas, mesmo que pareça contraditório, acho que a maternidade em si é praticamente a mesma para todo mundo.

Por mais assustador que seja, o fato de conhecermos cada passo do que virá traz tranquilidade e segurança. Não vai ser fácil, eu sei! Mas, justamente por saber disso, já fico mais tranquila. Eu sei que a dor do parto é nível *hard*... e estou preparada para enfrentá-la mais uma vez. No hospital, vão me ensinar a trocar fralda, dar banho e amamentar, mas, dessa vez, eu não vou precisar prestar tanta atenção, eu já fiz isso algumas vezes... Sei que a primeira noite em casa com a nova bebê vai ser triste. Sei que com a felicidade de trazê-la para junto da família, eu vou sofrer por não estar na cama com o Fabrício e os meninos, do jeitinho que ficamos nos últimos anos. Sei, inclusive, que, apesar da vergonha, eu vou pensar "o que eu fui fazer?". Esse sentimento vai me machucar a noite inteira e provavelmente vou acabar pegando no sono com a bebê no colo. Eu já sei disso! Pode ser que o peito machuque e que a amamentação seja um fardo enorme nos primeiros dias, mas tudo bem, já tenho o telefone da consultora salvo no celular e mesmo que pareça que não, eu sei que essa dor vai passar. A nenê vai chorar nas trocas de fralda e vai sujar a roupa a cada cocô. É só lavar na hora e jogar um pouco de álcool, eu já aprendi que isso tira a mancha. Sei que ir ao banheiro será quase uma missão impossível no pós-parto, mas é puro medo e eu não vou ficar assim para sempre, não preciso me preocupar. Sei que ela vai chorar — muito — e que, às vezes, não vou saber o motivo, mas está tudo certo, é isso que os bebês fazem, não é? Eu estou consciente de todas as dores, inseguranças e tristezas que aparecem com o novo bebê, mas dessa vez elas vão me abalar um pouco menos. Dessa vez eu já sei que nem tudo são flores. Aprendi, comigo mesma, que o nascimento de um filho não é só felicidade e realização como insistem em nos dizer. Vai ser foda, mas, pelo menos, eu já sei que vai ser assim...

Sobre partos

A Julia nasceu de uma cesárea marcada. Saí do consultório médico em uma segunda-feira, sabendo que ela chegaria na quarta-feira, às quatro horas da tarde, e assim foi. Já na quadragésima semana, com um tamanho espetacular, exames ótimos e sem nenhum sinal de trabalho de parto, decidimos que era hora de marcar uma cesárea. Como quase todas as mulheres, ela atrasou um pouco e chegou às 17h28, mas foi assim: previsível... e leve!

Eu, que já tinha vindo de dois partos bem sofridos, um normal e um induzido, vi apenas leveza naquela cesárea. Foi nesse terceiro parto, o considerado menos natural e tão criticado, que eu vivi minha melhor experiência. Eu estava bem e inteira. Escutei cada orientação da médica, vivi todos os passos da cirurgia, senti a força feita pela equipe para conseguir tirá-la de dentro de mim e, o melhor, estava exatamente ali quando ela nasceu — acordada, calma e sem dor. Estava descansada e completamente preparada para recebê-la. O clima da sala era de descontração e tranquilidade e foi nesse astral que a Julia chegou.

Eu pude olhar o rostinho, segurá-la nos braços e prestar atenção em tudo o que as enfermeiras e o pediatra faziam com ela. Algo óbvio, mas que eu não tinha vivido em nenhum dos partos anteriores.

Nem tudo foi incrível, é verdade. A anestesia abaixou muito a minha pressão, a coceira me tirou do sério e a primeira noite eu dormi toda vomitada porque não podia levantar da cama sem ficar tonta. Mas, no parto, na chegada da Julia, TUDO estava voltado para ela, inclusive eu!

Foi no terceiro parto, em uma cesárea, que eu realmente vivi o nascimento de um filho. Não se trata de incentivar um tipo de parto ou outro, mas não se deixe julgar pela forma que você escolheu ou conseguiu trazer seu filho ao mundo, porque, às vezes, o dito como menos natural pode ser o mais especial.

Você tem medo de morrer?

Esse é meu terceiro parto e a segunda vez que saio deixando filhos em casa. Depois que viramos mãe, criamos um medo bobo, mas unânime, de, por algum motivo, não voltar mais para a casa. Acidente de trânsito, violência ou qualquer outro fator. Somos capazes de imaginar qualquer cenário dramático que nos afaste para sempre dos nossos filhos.

Quando saímos para um parto não é diferente. Estamos prestes a conhecer mais um dos grandes amores de nossas vidas, mas um pedaço de nós fica em casa, com aqueles olhinhos lindos e a incerteza do que irá acontecer na sala de parto.

Eu sou dessas, talvez neurótica, talvez precavida, de deixar todos avisados: "Caso aconteça alguma coisa comigo, avise os meninos que eu jamais deixarei de amá-los". E assim eu sigo, entre um corte e outro, cogitando no que meus meninos, de cinco e dois anos, pensariam caso a mamãe não voltasse mais para casa.

Parece exagero... e eu acho que seja mesmo, mas acontece que amor de mãe é assim: exagerado, desproporcional e completamente fora da realidade. Nós sofremos por situações imaginárias, sentimos dor pela perda de outras mães e nos preocupamos em como as crianças lidariam com situações que provavelmente nem venham a acontecer. Acho que é justamente por isso que somos chatas: por essa preocupação fora de compasso, por esse monte de hipóteses que surgem na nossa cabeça e pelo medo, muitas vezes desnecessário, que nos consome. Mas mãe é isso, é pensar sempre neles antes de qualquer coisa.

O trauma de uma UTI pediátrica

Tem uma coisa sobre a internação de um filho que quase ninguém fala: o pós. O trauma que fica, neles e em nós, sobre os dias de procedimentos invasivos, medos e privações.

Minha experiência na UTI pediátrica me ensinou muitas coisas; entre elas, a de que, mesmo sabendo que no final vai ficar tudo bem — e eu jamais tive essa dúvida —, o processo dói, MUITO! O quadro de bronquiolite da Julia foi totalmente dentro do esperado — baixa na saturação, muita secreção, um pouco de febre, desconforto respiratório —, "tudo normal", eles diziam. E era, graças a Deus, mas isso não diminuía a minha dor nem a dela.

A dor quando enfiam um cano no nariz ainda tão pequeno, a dor de colocarem uma agulha naquele bracinho sensível, a dor quase insuportável daqueles olhos cheios de lágrimas me olhando e implorando por ajuda — a imagem mais doída que eu já senti na vida. "É para o seu bem, meu amor", como se ela entendesse. "Vai ficar tudo bem, mãe. Logo vocês vão embora." Eu não queria o "logo", queria o "agora".

Tenho algumas certezas nessa vida e, a partir de agora, umas delas é a de que nunca mais quero voltar com um filho para o hospital. Mas, para garantirmos isso, é preciso colocá-los em uma bolha, trancados em casa, longe de todos os bichos que podem desenvolver alguma doença, e isso nada mais é do que afastá-los de tudo e de todos. Nós sabemos que é impossível, ainda mais quando se tem outras crianças dentro de casa, mas e aí, como lidamos com isso?

Como voltamos com esse bebê para a vida normal? Como descemos no parquinho? Como deixamos a amiga pegar no colo? Como descobrimos que um coleguinha da escola está doente e não temos um mini-infarto? Eu sei que a vida tem que voltar ao normal, que os irmãos não podem ser podados, que o pai tem que sair para trabalhar... Mas e o nosso trauma? E esse medo de abrir a porta e saber que estamos vulneráveis na rua?

Nós queremos cancelar a escola, desmarcar a viagem, adiar o jantar... Queremos blindar, isolar e, se fosse possível, criaríamos uma barreira enorme que separasse o bebê do resto do mundo.

E aí, como fazemos para não enlouquecer? Porque o medo, meus queridos, não deve me deixar tão cedo...

O filho mais velho

Eu sempre quis três filhos. Primeiro porque eu amo filhos, segundo porque eu amo irmãos. Mas, assim como a maternidade (e quase tudo nessa vida), nós não podemos romantizar. Irmãos são nossos melhores amigos, nos conhecem como ninguém. Mas a verdade é que os irmãos também nos tomam uma das coisas que mais amamos na vida: nossos pais!

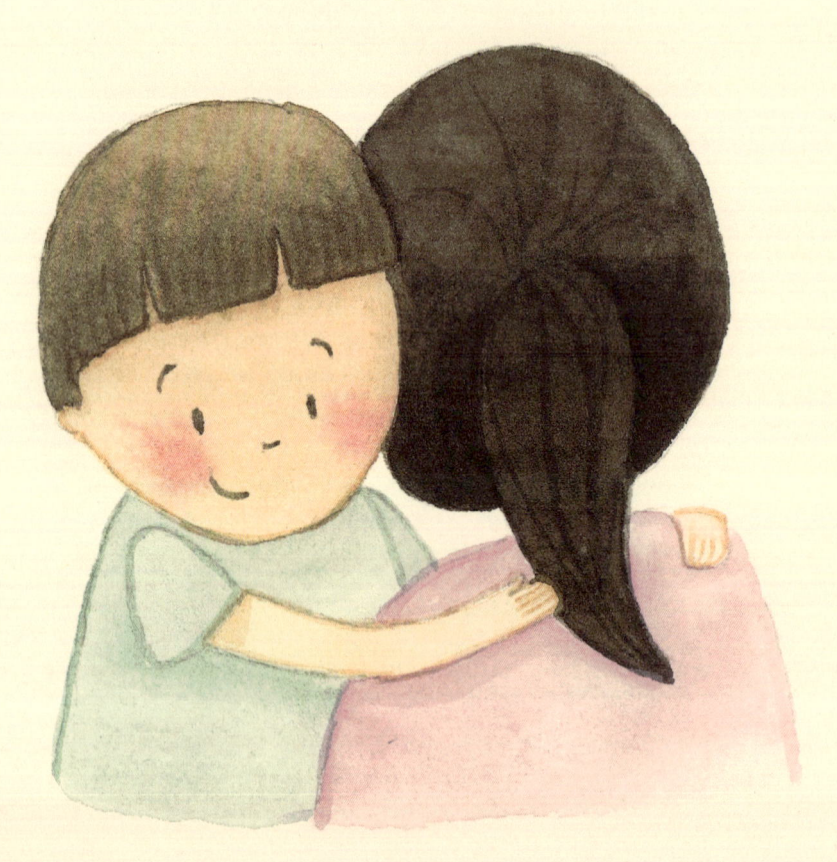

Eu sou a mais nova de três irmãos e talvez por isso não sinta tanto essa "perda", já que nasci precisando dividir a atenção, o amor e o carinho. Mas, para quem chegou antes, cada novo integrante significa um tempo a menos. Isso não é metáfora, é matemática: quanto mais gente para dividir, menor a nossa parte.

O Mateus sempre foi tudo para mim e sempre me teve por completa. Era a mamãe para dar comida, fazer dormir, brincar, trocar... tudo! E então, em dois anos, ele precisou aprender a repartir a mamãe com mais dois bebês menores, mais dependentes e que, consequentemente, precisavam (e precisam) mais de mim.

Hoje nós nos reconectamos. Éramos só nós dois. Sem hora para escovar os dentes, sem pressa de ir para escola, sem almoço para fazer. Tínhamos uma única missão: nos deliciarmos com aquele croissant recheado de nutella. Não sei há quanto tempo não o pegava no colo. Não aquele colo apressado para levar pra mesa ou aquele cansado, para levar pra cama. Aquele colo mesmo, pra valer, com os bracinhos em volta do meu pescoço e sem ninguém pedindo para subir também.

Os dias estavam difíceis aqui em casa. Coincidência ou não, hoje o Mateus não deu trabalho algum! Casa cheia sempre foi o sonho da minha vida e atualmente é minha maior realização, mas, às vezes, é preciso tirar o pé do acelerador e desligar o piloto automático. Hoje o Mateus tem lugar garantido na minha cama.

Adeus a Marília: sobre perder uma mãe

Para o público, ela era alegria, carisma e uma das maiores artistas da atualidade.

Para os colegas da música, era referência, inspiração e orgulho.

Para a mídia, era sucesso e audiência.

Mas, para o filho, ela era tudo.

Não sei se é porque sou mãe — de três, em tempo integral, todos os dias — mas, em uma tragédia dessas, eu posso quase esquecer o ícone musical que Marília Mendonça era e me concentrar apenas na mãe do Léo. Ele, que ainda nem tinha completado dois anos, não teve direito sequer ao luto. Ainda tão pequeno, eu penso se ele realmente entendeu quando disseram que "a mamãe virou estrelinha" e "agora está num lugar muito melhor". Não, isso com certeza não faz sentido algum porque o melhor lugar do mundo certamente era junto dele e, Deus que me perdoe, mas eu não consigo achar isso justo. Dizem que, quando uma mãe perde um filho, todas as mães perdem um pouco.

O Léo perdeu tudo. Perdeu as brincadeiras, as conversas e os chamegos que teria um dia, perdeu o carinho na hora de dormir e pode perder, inclusive, todo o pouco que viveram. Porque eu me questiono quantas memórias uma criança de um ano pode guardar. Os pais que me desculpem, mas eu também sou filha... E mãe, quando dá para ser boa, é nosso bem mais precioso!

Eu questiono no que o filho pensou quando percebeu que a mãe não voltaria mais para casa. Reflito sobre tantas coisas que passaram na cabeça dessa criança até que ela tenha conseguido entender o que de fato os afastou.

Depois que viramos mãe, temos medo de muitas coisas, mas a maior delas é de faltar para os nossos filhos. E se faltarmos, como fazemos para avisá-los que não foi por vontade própria, que iremos sentir muita saudade e que, se pudéssemos, jamais sairíamos do lado deles? Eu lamento pela Marília e por todas as outras pessoas que estavam no avião, mas a noite aqui em casa, ao lado das crianças, nesse dia, teve um outro valor.

Cada dia é um dia

Cuidado: a maternidade tem algumas ciladas que, se você não ficar esperta, acaba caindo. No dia da morte da Marília Mendonça eu fiz um texto super verdadeiro, falando basicamente sobre a falta que ela faria para o filho e finalizei dizendo o quanto estava feliz e agradecida por terminar mais um dia ao lado dos meus. Acontece que a maternidade está bem longe de ser uma linha reta e, logo no dia seguinte, as crianças acordaram focadas em me tirar do sério.

Teve choro "sem motivo" (porque apesar de não entendermos, sempre tem algum), teve pilha de fralda cheia de cocô e teve bebê manhosa. Tudo isso em um dia que tínhamos compromisso logo no início da tarde.

Eu precisava lidar com as crianças, preparar o almoço, arrumar tudo e todos para a festa e ainda me manter agradecida, porque tinha sido essa minha mensagem no dia anterior. Só que nem sempre nós estamos gratas, felizes e radiantes. Tem dias que está tudo um caos e a vontade é mandar todo mundo pro raio que o parta e fugir sozinha, com a bolsa e um casaco, caso esfrie! E não, pessoal, isso não tem nada a ver com falta de amor.

Sim, eu sempre quis as crianças. Sim, eu agradeço por elas terem saúde. Sim, eu valorizo o estar aqui, com elas. Mas, puta que pariu, tem dias que nós penamos pra caramba para chegar até a noite com um pouco de sanidade. As pessoas confundem cansaço com ingratidão. E, por "pessoas", leia-se, inclusive, nós mesmas!

Como, um dia depois de ter escrito um texto como aquele, cheio de medo, dor e gratidão, eu era capaz de reclamar justamente daquela relação de mãe e filhos? A questão é que precisamos entender que o que torna a maternidade tão mágica e exaustiva é esse exagero — de amor e dependência.

Precisamos normalizar que tudo bem morrer de amor e, vez ou outra, querer fugir. Tudo bem ter medo de faltar e, às vezes, chorar escondida de cansaço. A realidade é que, nessa relação louca e completamente fora do normal, cada dia é um dia... Mas, independentemente de qualquer coisa, sempre existe amor. E é ele que prevalece.

Gripou

Noites maldormidas, comida fria, falta de convívio social... nada disso! Para mim, o pior inimigo das mães é o resfriado. Lógico que doenças mais sérias nos afetam ainda mais, mas, quer angustiar uma mãe, é só trancar o nariz do filho. Coriza, tosse, febre e pronto, o caos está instalado!

Sério, nesses cinco anos de maternidade nada nunca me afetou tanto quanto filhos doentes.

Pareço uma barata tonta. Eu e meus litros de soro. Lavagem de manhã, lavagem no banho, lavagem antes de dormir... "Meu Deus, eles não deixaram passar rinosoro antes de dormir". Levanta o travesseiro (dizem que ajuda), confere se a respiração está ok, coloca a mão na testa... "tá fresquinho, amém!".

Que mãe nunca ouviu o barulho de um nariz entupido e teve vontade de arrancar aquele catarro com a mão? "Assoa, pelo amor de Jesus Cristo! Assoa, coloca esse negócio pra fora e alivia teu nariz e meu coração!" Mil anos de gripe para mim, mas por favor, nos meus filhos não!

Nós dormimos rezando para o nariz não escorrer no dia seguinte e qualquer uma horinha sem precisar limpar com paninho merece ser comemorada.

E quando achamos que melhorou, começa tudo de novo... Esse é o verdadeiro ciclo sem fim.

O último dia de aula

Eu lembro direitinho do primeiro dia de aula do Mateus. Das mãozinhas firmes segurando aquela mochila novinha do Mickey, do sorriso pra foto e da roupa confortável e quente que escolhemos para aquele dia. A forma que ele puxava a mochila sozinho me causava uma sensação estranha e uma vontade quase incontrolável de pegá-lo no colo e dizer: "esquece disso, filho. Vamos voltar para casa e desistir desse passo!".

Lembro do choro alto e doído dele e do meu, mais tímido, mas doído igual. A cada passo que a professora dava com ele no colo, meu coração apertava mais. Eu não sabia se era o melhor para ele. Me diziam que sim, que ele seria feliz, que faria grandes amigos e que, para mim, ter um tempo sem ele seria incrível. Naquela hora, nada disso fazia sentido. Ele não estava feliz e meu dia não estava sendo nada incrível.

Lembro do chá que tomei durante semanas sentada naquele banco de madeira esperando a professora voltar e dizer que ele havia parado de chorar e das tantas incertezas que eu tive.

Aos poucos, fomos nos acostumando. Ele já brincava na escola e eu já aproveitava meu tempo sem ele. Foi ficando tudo bem, exatamente como haviam me avisado. Uns dias mais difíceis do que outros, uns dias de choro, outros, relutando para ir à escola, e assim fomos, durante os últimos quatro anos.

Hoje meu coração está doendo igual aquele 9 de agosto, mas hoje a dor é nostálgica. Hoje a dor é da saudade antecipada que sentiremos dessa escola que acolheu nosso bebê com tanto amor, e da professora que se tornou o porto seguro do Mateus. Saudade daquele primeiro dia de aula, com tanto medo, tantas dores e tantas incertezas, mas que trouxe uma enxurrada de novidades e realizações para o Mateus.

Os primeiros melhores amigos, as primeiras festinhas e nossa primeira despedida. Daqui para a frente, será uma nova fase. Um novo passo, uma nova escola, novos amigos e novos desafios.

Eu estarei lá, sentada aonde for, tomando o que for, mas lá. Esperando até que a professora me avise que está tudo bem. Porque mudanças nunca são fáceis, mas, se você tiver para onde voltar, fica mais leve. E por aqui, no que depender de mim, o Mateus sempre terá para onde voltar...

A escolha da escola

Enfim chegamos no momento da primeira grande decisão referente ao futuro do Mateus: a escolha do colégio. Ele já frequenta, desde os dois anos, uma escola deliciosa, com horta, animais, tanque de areia e brinquedos de madeira. Um lugar realmente encantador que acolheu nosso menino por três anos, mas que, infelizmente, está com seus dias contados e, por isso, estamos no processo de decidir o que escolher para os próximos anos. Mas, afinal, do que uma criança de cinco anos precisa?

Qual o peso do futuro numa escolha feita agora? A propósito, já precisamos pensar no futuro? "A concorrência profissional será enorme", "inglês é fundamental", "escolas conservadoras não têm erro." É um bombardeio de informações (assustadoras) que estão tirando o meu sono.

De um lado, vejo um menino de cinco anos que brinca pela casa imaginando ser um dinossauro, que ainda não sabe lidar com todos os sentimentos e que adora um pé no chão. Do outro, escolas bilíngues com métodos internacionais e períodos integrais. Como fazemos para equilibrar isso?

Ele precisa ser alfabetizado, claro, mas será que precisa ser em inglês? Será que passar oito horas na escola é realmente melhor do que almoçar em casa e passar a tarde brincando de Super-Homem? "Claro, quanto mais cedo, mais rápido eles aprendem", mas pra que a pressa? Por que há pressa? Enquanto o vejo chegar com o joelho ralado e os sapatos sujos de barro, só penso no quanto gostaria que isso durasse o maior tempo possível.

    Por quanto tempo mais podemos prorrogar essa despreocupação, o ensino leve e a responsabilidade pequena? Quais deveres educacionais e profissionais já devemos exigir? Quão levianos seremos por deixar o futuro para o futuro? Mais uma da série "e agora, o que fazemos?".

Primeiro dia de aula

Hoje tá difícil pra dormir, né? Tá difícil porque amanhã temos um novo começo, agora em uma outra escola, com outros amigos, outros professores e outro idioma. Tá difícil porque a mamãe tem pavor de mudanças e dizem por aí que você é uma esponjinha e absorve tudo que a mamãe sente. Então, se está difícil para mim, deve estar para você também!

Eu tô tentando segurar a onda, juro, mas já bati umas três vezes com o papai o horário que vocês devem sair de casa amanhã, te mostrei tudinho que tem na mochila e, só para confirmar, mostrei para ele também.

Tá difícil porque a mamãe não consegue estar em dois lugares ao mesmo tempo, mas eu queria muito te levar pela mãozinha até a sala e passar o dia traduzindo ao pé do ouvido tudo o que a professora falar e você não entender. Ou, ainda, ficar perdida com você e dizer: "tá tudo bem, a mamãe também não entendeu nada!".

Tá difícil porque vai ser diferente. Eu já tô com saudade do Val, da Chelida e das carinhas conhecidas da antiga escola. E eu sei que vai ser doído para você também entrar na classe e não ter o Gui e os Pedros.

Mas vai ficar tudo bem, meu amor. Você vai fazer novos amigos, aprender coisas incríveis e, muito em breve, vai poder até falar segredos em inglês com o Lucas sem que eu e seu pai consigamos entender.

Mas é que dá medo, né? Você já acordou várias vezes e eu ainda nem consegui pregar os olhos. Minha barriga tá doendo um pouco e meu coração tá bem apertadinho. Já passei a lista de material umas cinco vezes na cabeça para garantir que não tenha esquecido nada. A Juju também não para de revirar no berço... Esponjinhas, né? Mas junto desse pequeno pavor incontrolável que eu sinto, tem uma felicidade enorme em saber que você irá começar uma nova jornada em uma escola linda e cheia de lugares legais.

Adaptações nunca foram o meu forte, mas o que importa é que estaremos juntos.

Nosso primeiro contato

Dizem que, depois de algum tempo, as mães acabam esquecendo algumas coisas da maternidade. Eu concordo e ainda acho que seja proposital, para que nossa espécie não entre em extinção e as mães sigam tendo filhos. Mas, da mesma forma que esquecemos alguns detalhes com o passar dos anos, certas coisas ficam tão bem guardadas que só lembramos quando realmente queremos.

Há cinco anos, eu tive o meu primeiro filho... foram sessenta meses, 240 semanas e 1.825 dias e eu ainda me lembro exatamente do momento que levantei da cama de manhã e ouvi a bolsa estourar. Era água pra todo lado e, mesmo com 41 semanas de gestação, eu não tinha certeza do que estava acontecendo. Eu me lembro do percurso até o hospital com uma toalha de banho no meio das pernas e da recepcionista me oferecendo uma cadeira de rodas.

Eu me lembro da minha médica sentada em um banquinho ao lado da cama contando sobre um passeio das filhas. Eu me lembro do entra e sai no quarto e da equipe me avisando:

— Ele só vai nascer perto das 22h.

Não me lembro das dores, não durante o dia, mas me recordo das cochiladas que dei e das gelatinas que comi.

Eu me lembro da ansiedade cada vez que a médica entrava para medir a dilatação e da decepção cada vez que nada havia mudado. Eu me lembro das contrações finais, da dor quase insuportável e do desespero para sair daquela situação. Eu me lembro dos olhos da doutora me dizendo:

— É agora! Lá dentro só vai depender de você, mas eu estarei ao seu lado.

E minhas pernas trêmulas, que eu não conseguia segurar.

Eu me lembro do desespero, do medo e da maca passando depressa pela minha família. Não me lembro do primeiro choro nem da nossa primeira troca de olhares, mas ainda consigo sentir as dores finais de um parto normal. Eu me lembro do meu choro. Eu me lembro da hora em que nos levaram para o quarto, eu na maca e ele em um bercinho do lado. Estávamos muito perto, mas sentia uma saudade absurda daquele bebê grudado em mim. Eu me lembro do elevador: eu, o Mateus e três enfermeiros e o *clic* que eu senti ao olhar aquele bebê e perceber que, dali pra frente, ele seria o motivo da minha vida.

Pão francês

Eu sempre fui grudada na minha mãe. A qualquer lugar que ela fosse, eu logo me aprontava para ir junto. Médico, mercado, açougue e até ferro-velho (é sério, já fomos)... Era um "peraí, mãe, eu também vou". Ela descia as escadas de casa e me esperava no carro. Eu me arrumava correndo e ia, feliz da vida, para qualquer programa que fosse.

    Quase sempre, quando voltávamos para casa, parávamos na padaria: dez pães branquinhos, duzentos gramas de queijo prato e cento e cinquenta gramas de presunto Sadia sem capa (quem fala isso hoje em dia?). Era batata! Família grande, né? Hoje eu entendo. Tem que ir na padaria todo dia mesmo! Mas uma das melhores lembranças que eu tenho e uma das maiores saudade é de nós duas, juntas, no carro, às vezes até sem conversar, mas ali, fazendo companhia uma para outra, e o pacote de pão quentinho, que exalava cheiro no carro inteiro. Então, óbvio, eu abria o pacote e roubava um pedaço dele ali mesmo. Era sempre a mesma história: eu pegando o pão e ela reclamando:

— Vai comer todo o pão. Por que não me avisou que eu comprava mais?

Mas ela sabia. Eu não precisava avisar, ela sabia que eu comeria. E, no fundo, acho que ela gostava daquilo também. Hoje eu precisei fazer umas coisas na rua e o Lucas quis ir junto. Ele correu para pegar a sandália, foi para o elevador e disse:

— Eu também quero ir.

Era frutaria, farmácia e aquela passada diária na padaria (família grande, né?!). Nada de muito interessante para uma criança de dois anos, a não ser a companhia da mãe. E, então, quando eu virei para trás para falar alguma coisa, lá estava ele, com o pão inteiro na mão. Eu sorri! O pão poderia atrapalhar o horário do jantar, as migalhas estavam todas espalhadas pelo carro e ele tinha mexido no saco de pão sem passar álcool em gel, mas, mesmo assim, eu sorri! Sem titubear eu disse:

— Lucas, por que você não me avisou? A mamãe teria comprado mais pães.

Mentira, não vai faltar pão e eu não teria comprado mais, mas eu quis reviver aquela cena de novo. Eram só uns programas sem graça, era só a minha mãe e era só um pedaço de pão, mas quanta felicidade tinha naqueles pequenos passeios do dia a dia... Nós ainda somos bem grudadas e seguimos fazendo uns programas assim, juntas, mas nunca mais será como antes!

O que suas fotos representam?

O parto do Lucas foi bem difícil: mais de três tentativas de indução e 24 horas esperando a dilatação. Foi cansativo, foi dolorido e foi frustrante. Nos últimos minutos, depois de tanto esforço e tanta espera, fomos para cesárea. Nada contra, mas, quando você trabalha arduamente por tantas horas, é frustrante pensar que o parto poderia ter sido feito de uma forma tão mais rápida e indolor. E, mais, aquelas incontáveis horas, divididas entre cama e banheira, acabaram comigo, física e emocionalmente.

Eu ultrapassei meu limite. Eu passei mal (mesmo) e quis desistir diversas vezes. O estranho é que quem olha as fotos do parto não enxerga esse lado da história. Elas ficaram lindas, transmitem todo amor e realização daquele momento e só! Algumas até apresentam, bem discretamente, o medo e a dor, mas o vômito, o xixi na cama e as vezes que a pressão caiu e eu quase desmaiei, não, isso nós censuramos.

Quando optei por fazer um ensaio de gestante, decidi que queria mostrar todos os ângulos da gestação: a imagem bonita, a lingerie e o robe combinado e a nossa família feliz, como verdadeiramente somos, mas também quis registros reais: a calcinha alta que me acompanha no dia a dia, o roupão de todas as noites, o sutiã que não é tão lindo quanto o rendado, mas que sustenta meus seios tamanho 48 como nenhum outro e a nossa deliciosa (e caótica) relação familiar. Afinal, é isso que a gestação realmente é — mágica e desesperadora.

Amo ver o quanto a barriga cresce da noite para o dia, mas odeio meu umbigo saltado para fora. Fico radiante a cada chute que sinto, mas inconsolável cada vez que preciso vestir uma roupa e nada serve ou fica bom. Morro de ansiedade a cada ultrassom, mas detesto o desconforto da azia noturna...

E que daqui a vinte anos, quando eu olhar essas fotos, possa me lembrar da gravidez como realmente foi... que certamente não é feita só de lingerie rendada e robe de seda!

Mãe é chata mesmo

Mãe é chata mesmo! E eu assumo... A minha também era — e ainda é muitas vezes. Mas, entendam, não é à toa. É porque, na maioria das vezes, é a mãe que tem que pensar em tudo — e isso inclui até mesmo prever o futuro.

A mãe pensa na garrafa de água, no casaco caso esfrie, na roupa extra, no lanchinho — seja para matar a fome ou entreter a criança — no balanceamento nutricional do dia, no horário do sol, do sono e do banho. E não é porque ela é neurótica, não, é porque, se as coisas saem do esperado, adivinhem só: é para ela que sobra! A criança irritada de fome, o bebê queimado do sol, a dor de barriga de tanta bolacha.

A mãe é chata pra cacete... A minha também era, e ainda é! Mas é porque antecipamos os problemas. Não por sermos pessimistas, mas porque, de acordo com a pesquisa feita pela universidade das mães, a chance de dar merda é de 80% quando estamos preparadas e, quando não estamos, sobe para 99,9%.

A mãe é um porre! Sim, eu sei, eu sou essa pessoa. Mas por pensarmos em cada detalhe. E não, não é porque somos perfeitas, porém, quando o bebê nasce, tenho quase certeza de que, após o parto, nos é colocado um chip que nos torna essa pessoa meio metódica!

A mãe é exagerada... ô se é! Mas porque sabemos que o sol das onze horas não é bom para o bebê, ainda mais quando ele ainda não tem seis meses e não pode passar protetor!

Aliás, somos enroladas, né? Também! Mas é que pensar em todos esses detalhes e executar cada um deles leva tempo. Sabia que crianças pequenas, além de não se arrumarem sozinhas, normalmente dificultam bastante esse serviço? Então corrijo, não é enrolação, é trampo!

Mãe também é medrosa. É sim! Mas não porque gostamos de atrapalhar a brincadeira do pai ou do tio, é que prevemos os riscos. Sabemos que pular alto na cama elástica é legal, porém também pode machucar, que brincadeira de mão na piscina é a alegria da criançada, mas se afogar é perigoso.

Então, na grande maioria das vezes, para cada pessoa viva que você encontra na rua, existe por trás uma mãe chata, exagerada, "enrolada" e medrosa. Por isso, respeite essa mãe. Normalmente ela sabe muito bem o que está fazendo.

Feche os olhos

Eu queria fechar os olhos mais vezes. Ignorar um tapa dado entre os meninos, fingir que não vi a Julia mexendo no difusor da sala e, às vezes, disfarçar quando percebo que eles estão assistindo a algo que não pode na televisão. Não é displicência, é sobrevivência.

Como eu não posso fechar os olhos quando estão na beira da piscina ou quando a Julia está subindo no meu aparador de vidro, queria me dar ao luxo de selecionar o que é importante ou não — naquele dia.

Escolha suas batalhas: um dos conselhos mais sábios divididos na maternidade. Você não dará conta de tudo, e isso não é consolo, é fato. Você dificilmente vai conseguir educar uma criança no meio do shopping ou de um jantar. Aprender a fechar os olhos deve ser libertador.

Tudo bem a criança tirar todos os sachês de açúcar do potinho enquanto você fala pra sua amiga sobre como está seu casamento. Ninguém vai morrer se uma criança de um ano sujar todo o chão do restaurante tentando comer sozinha — com as mãos — enquanto você também come o seu prato ainda quente. Sua casa não perderá valor se as crianças pularem um pouco no sofá enquanto você participa de uma fofoca com as visitas.

Não queria liberar tudo, sempre, mas queria ser mais leve. Se temos que repetir TUDO, no mínimo, cinquenta vezes até eles entenderem, que diferença vai fazer se uma vez não falarmos nada? Mas daí nós nos julgamos, os outros nos julgam e fazemos o que esperam que a gente faça, mesmo que seja excessivo — para nós e para as crianças. É preciso fechar os olhos mais vezes!

Liberdade

Cinquenta e oito dias de Julia, e eu e o Fabrício estamos saindo para o nosso primeiro jantar depois do nascimento dela. Há cinco anos, quando o Mateus nasceu, isso era algo completamente impensável. Primeiro, porque eu tinha aversão a babás; segundo, porque, nessa altura do puerpério, eu estava chorando de pijama pela casa; e terceiro, porque, confesso, nos primeiros meses, nós dois quase não conseguíamos nos cumprimentar sem arrumar uma briga.

Quando me perguntam, quase sempre assustados, sobre a chegada da Julia, eu costumo dizer: está leve! Não porque esteja fácil; afinal, fácil nunca é, mas porque ela não tem o peso de um primeiro filho — nem de um segundo. Agora eu sei que, se eu não colocar limites, a maternidade me afoga. E, se a maternidade me afoga, meu relacionamento (e muitas outras coisas) ficam por um fio.

Aos poucos, eu aprendi que para ser uma boa mãe, primeiro eu preciso ser boa para mim mesma. Mas chegar nesse estágio não foi tão simples. Primeiro, passei por um pós-parto cheio de medos, privações e muito ciúme do bebê. Depois, veio o segundo filho, um pouco mais desprendido, mas com a novidade de precisar me dividir em duas. E agora, mesmo com as particularidades da Julia e desse terceiro nascimento, algumas coisas ficaram mais claras.

Então, se eu pudesse falar com a Paola de cinco anos atrás, eu daria alguns conselhos... Entre eles, o de que não importa quantas pessoas te ajudem durante o dia, quando chegar a noite, o seu filho saberá exatamente quem é você e nada (nem ninguém) vai mudar o relacionamento de vocês.

O seu casamento é importante, sim. Para você, para o seu marido e também para os filhos; invista nele! E, talvez o mais importante, quanto mais leve e feliz você estiver, mais fácil vai ser para enfrentar essa fase tão difícil que é o puerpério. Há quem critique, quem julgue e quem faça diferente, mas hoje a noite é nossa e as três crianças estão muito bem amparadas no conforto do lar. Se o mapa astral diz que a Julia verá a mãe de um jeito muito mais leve e divertido do que os irmãos, isso com certeza tem a ver com essa leveza do maternar.

E aí, o amor é igual?

Quando o Lucas nasceu, a pergunta que eu mais ouvia era: "E aí, o amor é igual mesmo?". Depois, com a chegada da Julia, mudou para: "E agora, dá pra amar três?".

Nunca vi maldade nem problema nisso; afinal, foram dúvidas que me acompanharam durante todas as gestações. "Será mesmo que eu vou amar todo mundo igual?" Eu não amo o Mateus mais do que os outros, não mesmo, mas foi ele que me fez mãe, que me apresentou esse mundo surreal da maternidade e foi o meu primeiro grande amor.

O Lucas não é o favorito, mas é diferenciado! É mais obediente, engraçado e fácil de lidar. Por ser mais independente e aceitar melhor outras pessoas, tem alguns privilégios como, por exemplo, dormir do meu lado na cama (mesmo que o Mateus também queira).

A Julia não é a que eu mais gosto, mas a Julia... ah, ela é um doce! A única menina e a bebê mais meiga que eu já conheci. Fora isso, não vou mentir, a experiência que tivemos no hospital criou algo especial entre nós!

Então, não, não amamos igual, amamos diferente pra caramba! Nós amamos cada um de um jeito, cada um por um motivo, mas amamos muito... todos! E sim, sempre cabe mais um...

Saudade da gente

Durante três anos, foi só você! Eu que dava todas as refeições, todos os banhos, fazia você dormir, acordar e lia livros.

Durante três anos, você teve acesso ilimitado ao meu cabelo e meu colo. Por 36 meses você foi meu melhor e mais fiel companheiro — porque levar um filho junto, para onde quer que seja, é moleza.

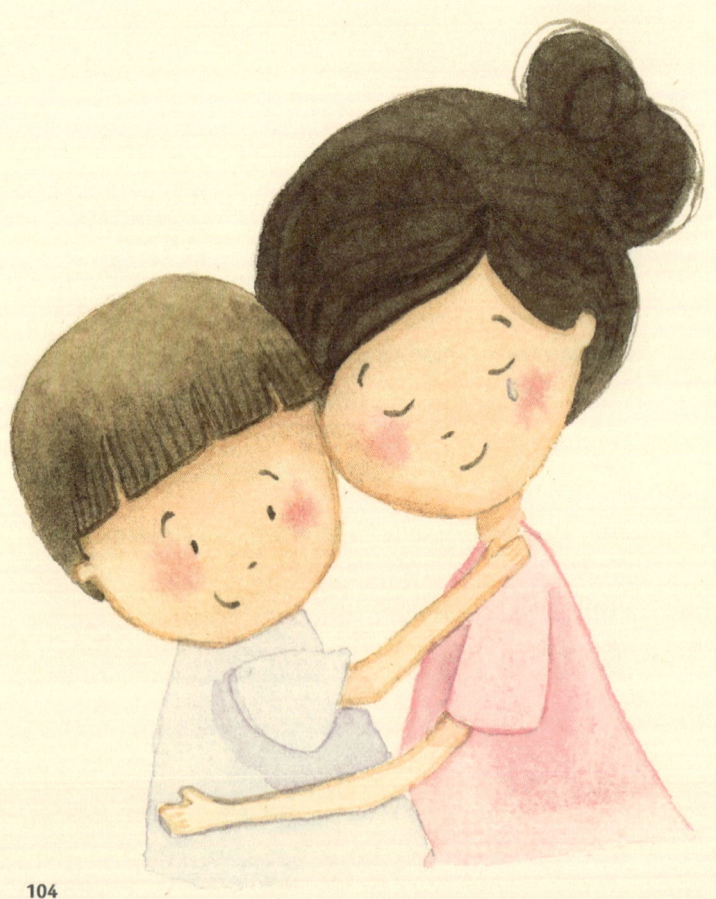

Há algum tempo, eu sinto saudade da gente! Uma saudade grande, incômoda e doída. Saudade semelhante a que eu sinto de mim mesma muitas vezes: com culpa. Eu sou apaixonada pelos seus irmãos, mas eles tomaram tanto de nós!

Quantos abraços seus eu já perdi porque quando estava a caminho fui interditada pelo choro do Lucas? Quantas vezes deixei de te fazer dormir porque a Julia queria mamar e só eu servia? Quantas vezes deixei de te levar comigo em algum lugar porque tive dó de deixar seus irmãos e sabia que, levando os três, seria um caos?

Hoje, mais uma vez, eu fracassei. Prometi que deitaria com você e deixaria que pegasse no sono mexendo no meu cabelo como você gosta, mas me levei pelo choro incontrolável dos seus irmãos me chamando, dei um beijo na sua testa e disse que já voltaria. Eu menti. Eu sabia que não voltaria a tempo e você provavelmente também sabia.

Escrevo com tristeza no coração, deitada entre o Lucas e a Julia e vendo que você já dormiu ao lado do papai. Hoje, quando você me disse que sente saudade de quando éramos só nós, eu te entendi, meu amor.

A mamãe sabe bem que não tem nada a ver com falta de amor pelos seus irmãos, é que, às vezes, bate uma angústia danada lembrando o que já fomos — visito esse lugar com certa frequência. A lágrima que escorre enquanto te observo é de emoção, de orgulho, de alegria e também de um pouco de saudade. *I love you, too!*

Macaquinho

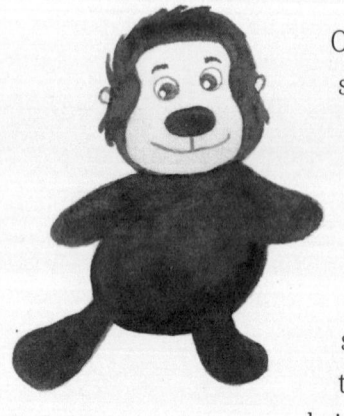

O Mateus acredita piamente que seu macaco de pelúcia tem vida própria. Quando ele tinha um ano e pouco, eu e o Fabrício fizemos nossa primeira viagem sozinhos. Era apenas um fim de semana, mas eu sabia que seria bem difícil para todos nós, então, fui até a loja de brinquedos, procurei por um ursinho macio e simpático e deixei de presente para ele. Pedi para que minha mãe, na primeira noite, lhe entregasse e dissesse que era seu novo amigo e que ele estava ali para ajudá-lo a lidar com a saudade. Que sempre que sentisse falta do papai ou da mamãe, poderia abraçá-lo que isso aliviaria a sua dor.

Para a minha frustração, ele não deu a mínima para o macaco. Era um tal de eu colocá-lo na cama e o Mateus tirá-lo. Desisti.

Certo dia, um pouco mais velho, ele veio até mim e perguntou se o macaco conseguia nos enxergar. Eu questionei o motivo da pergunta e ele me disse que os olhos dele brilhavam de uma forma diferente. Eu disse que sim. Contei a história de como ele entrou para a família e de qual tinha sido a função dele durante a nossa viagem. Desde então, eles se tornaram grandes amigos.

Eu nem sei se o Mateus já desconfia da veracidade dessa história, mas até hoje levamos como se fosse o nosso segredo. Até hoje, antes de dormir, ele dá um beijo no macaco e me lembra de que ele ficará acordado para nos proteger.

Eu vejo uma doçura apaixonante cada vez que ele me diz isso e olha para o bichinho com olhar encantador, mas, a cada noite, eu me pergunto por quantas noites ele ainda acreditará nisso. Me pergunto por quantas noites ele ainda precisará deitar ao meu lado para pegar no sono e por quantas noites, ao acordar, ele irá nos chamar. É exaustivo, mas quando a poeira abaixa e a casa se acalma, eu me pergunto por mais quantas noites eu serei assim, tão necessária para ele.

Amizades da escola

Faz quase trinta anos e eu ainda me lembro das minhas primeiras amigas da escola. Não porque mantivemos contato por todo esse tempo ou porque nos acompanhamos nas redes sociais, mas porque elas foram fundamentais no início da vida escolar. Só o fato de você, ainda tão pequeno, ter que se adaptar a um novo ambiente, com crianças novas e sem os pais por perto, já é uma tarefa bem complicada.

Lembro daquela morena, de cabelos bem compridos, que vivia de rabo de cavalo com um elástico preto com pequenas bolinhas de pérolas. Lembro de ela ser meu porto seguro cada vez que precisava me despedir da minha mãe. Lembro que no pré, entre quatro e cinco anos, íamos juntas ao banheiro e eu sempre perguntava:

— O que você vai fazer primeiro, xixi ou beber água?

— Beber água, claro, assim ela já saí no xixi.

E, desde então, eu sempre penso nisso quando bebo água antes de ir ao banheiro.

Lembro também de uma mania um pouco estranha relacionada a nariz e boca, mas que era uma característica tão dela! Tinha também o gato (Godofredo?) e a casa, com um quarto que ficava no meio das escadas... eu achava isso o máximo!

Tinha aquela amiga americana, com uma porção de irmãos, um carro grande e uma casa cheia de brinquedos. Todo santo dia eu perguntava: "como fala chapéu em inglês?".

Teve ainda aquela outra, que eu adorava porque tinha um nome parecido com o meu. Ela tinha uma cicatriz grande no pescoço, mas eu confesso que nem sei do que era. Se alguma vez ela me contou, não julguei importante. Importante mesmo era o fato de que a mãe dela era dentista e ela não gostava de chiclete, por isso, em todos os aniversários que tinham lembrancinhas, os chicletes dela eram meus!

Nós pulávamos corda, brincávamos de elástico e adorávamos o gira-gira. Hoje foi a primeira vez que o Mateus encontrou os amiguinhos desde que cada um foi para uma escola diferente. Foram seis meses separados e o encontro foi assim, natural! Tinha entrosamento, intimidade e muita, mas muita sintonia! Eu vou torcer muito para que eles mantenham essa amizade, mas, caso não consigam, por qualquer que seja o motivo, só espero que cada um deles guarde com muito carinho momentos como o de hoje.

A quantas memórias a maternidade te remete?

Durante muitos (muitos) anos, minhas férias de verão foram em Santos. Entre as inúmeras lembranças que eu tenho, há uma peculiar: a de pendurar o maiô sujo de areia no box para minha mãe pegar e lavar no tanque.

Esse texto poderia ser sobre o quanto éramos crianças mimadas que, em vez de lavarmos nossas próprias roupas, terceirizávamos o serviço para a mamãe ou sobre o quanto o mundo é machista e, enquanto tomávamos banho pós-praia, a mãe/mulher servia a todos lavando nossas roupas. Mas, para a decepção geral dos lacradores, é bem o inverso disso! É sobre o quanto eu estar lavando a roupa de piscina da minha família hoje me levou de volta para um dos momentos mais felizes da minha vida.

É claro que esse fato não representaria muita coisa se fosse isolado, mas é mágico como nossas memórias são construídas justamente de momentos tão despretensiosos e aleatórios. Que saudade da minha mãe, que saudade das férias de Santos e que saudade de tudo que existiu com aquele maiô de praia no vidro do box.

Paternidade

O pai dos meus filhos não sabe a data da próxima vacina. O meu, provavelmente passou alguns anos sem saber o nome das professoras. Para mim, esposa e filha deles, esses dois estão entre os melhores exemplos de pais que eu já vi. Inclusive, entre os outros ótimos exemplos com quem eu convivo, certamente muitos deles não sabem a numeração do calçado também... E tudo bem, eu sigo admirando todos eles!

O "padrão de paternidade" não é feito por *checklist*. Tem, sim, muito pai sendo babaca e muita gente confundindo obrigação com heroísmo, mas, para mim, polêmica que sou, essa barra já está ficando bem forçada! Eu não sei quando vence o boleto da escola nem qual o valor exato da mensalidade e não se atreva a dizer que não sou uma boa mãe por isso.

Tirando casos óbvios, como falta de caráter, não julguemos os pais pelo que eles sabem ou não. Não se trata de uma disputa entre pais e mães. É sobre amor, laços, convívio e entrega.

Eu arrisco dizer que meu pai nunca se preocupou com uma refeição nossa, mas sei muito bem quantas vezes ele sentou conosco e passou horas discutindo sobre profissão e relacionamentos.

Eu também me irrito quando o Fabrício ignora minha dificuldade em fazer duas crianças dormirem ao mesmo tempo, mas me encanto com o pique que ele tem em fazer setecentos circuitos seguidos no parquinho com os meninos. Nós não precisamos saber tudo sobre os filhos, seus gostos e suas rotinas, mas sabemos que estamos no caminho certo quando, depois de um tombo, eles nos procuram com os olhos. E isso, eu garanto, você não conquista sabendo o valor da mensalidade e nem o número do calçado!

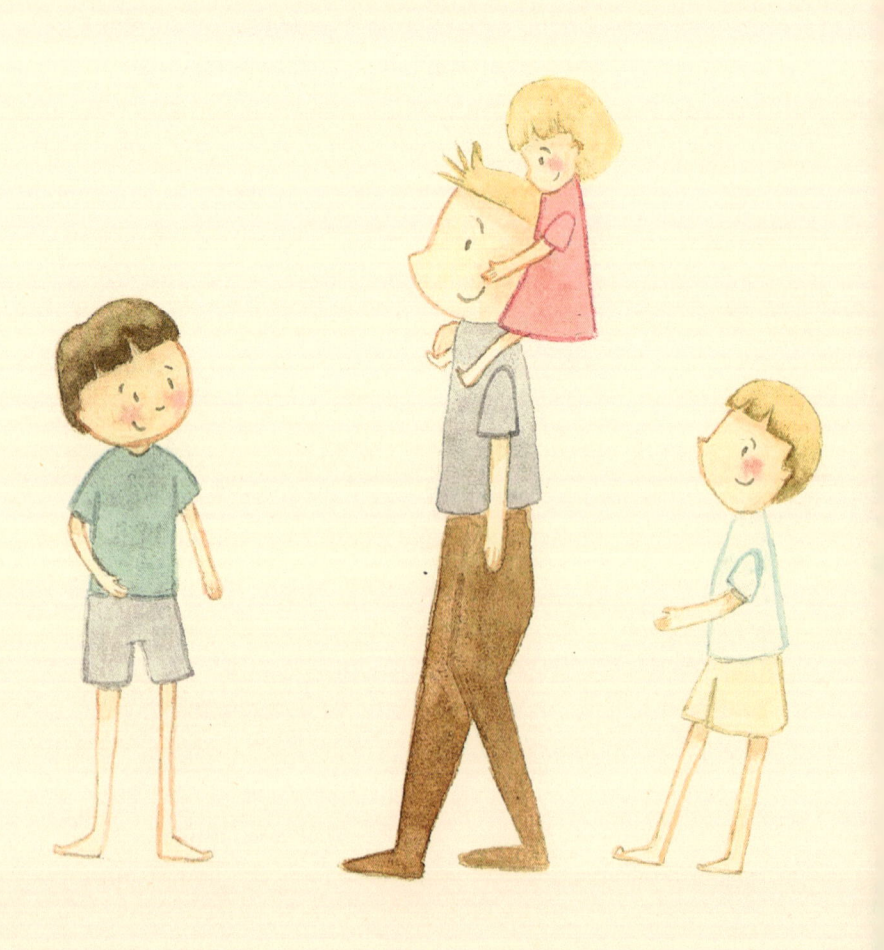

Limite da sanidade

Minha mãe sempre disse que três filhos era o limite da sanidade. Eu achava graça, pensava que o fato de ela ter tido três crianças pequenas ao mesmo tempo tivesse gerado algum tipo de experiência pesada demais. Hoje eu entendo o que ela dizia, mas não acho mais graça.

Agora, sentada no sofá e sendo a única adulta entre um Homem-Aranha de cinco anos, um Capitão América de dois e uma pequena kamikaze de oito meses que engatinha entre os super-heróis de forma completamente irresponsável, eu só consigo pensar na minha mãe.

Eu deveria estar acalmando as crianças, preparando o banho da Julia e agradecendo pelo dia estar terminando (é, às vezes agradecemos por isso), mas estou imobilizada na sala, prevendo o desastre da noite: a Julia tentando mamar, o Mateus pedindo massagem e o Lucas chorando porque quer colo. Todos cansados, com sono e querendo a mesma coisa: a mamãe! Mas como eu vivo repetindo aqui em casa, eles são três, a mamãe é uma e a conta não fecha!

Eu costumo brincar com a possibilidade de um quarto filho, mas a real é que eu não sei mesmo onde entraria mais uma criança nesse rolê aqui. Eu sou apaixonada por esses bichinhos e confesso que muitas vezes até acho graça do trabalhão que eles dão, mas as mães de quatro, cinco, seis ou mais que me desculpem, hoje eu tenho que concordar com a minha mãe: se entrar mais um filho, a sanidade sai!

O filho mais velho

Seis anos e quase cinco meses, ou exatos 2.336 dias: é esse o tempo de vida que o Mateus tem. E eu, na correria do dia a dia, me convenço de que é tempo suficiente. Tempo suficiente para não brincar com os talheres enquanto come, tempo suficiente para saber expressar todos os seus sentimentos sem gritar, chorar ou espernear, tempo suficiente para entender que ele é o irmão mais velho e por isso não é ele quem dorme grudado em mim. Mas é claro que isso é puro comodismo da minha parte.

Quando temos vários filhos pequenos, é mais fácil repassar algumas responsabilidades para o mais velho, mesmo que ele não seja assim tão velho. "Ajude seu irmão a vestir o tênis", "cuide pra Julia não engasgar com o pão", "suba no banquinho e pegue o jogo que eles não alcançam..."

"Passe algumas tarefas e deixe ele se sentir útil" é o que dizem! Mas quem falou que eles querem se sentir úteis? É claro que, vez ou outra, eles se sentem orgulhosos em ajudar em determinada tarefa, mas sem que aquilo seja uma cobrança de responsabilidade.

Seis anos é pouco; 2.336 dias são menos ainda. Mas a rotina não nos permite fazer essa conta toda vez, então nós esquecemos! E, quando comparados com irmãos mais novos, pior ainda, eles se tornam pequenos adultos do dia para a noite.

Hoje, enquanto fui tomar uma água na cozinha, o Mateus capotou na minha cama; foram menos de três minutos entre ele deitar, fechar os olhos e entrar no sono profundo. Quando eu voltei para o quarto, olhei bem no rostinho dele e enxerguei uma fragilidade enorme de quem ainda não é assim tão independente quanto eu imagino.

O filho mais velho sofre... e eu, a mais nova de três irmãos, comecei a aprender isso justamente quando virei mãe de três!

A rotina é cruel! A correria é, na maioria das vezes, desnecessária e é justamente nessa falta de paciência que pecamos com o filho mais velho. Que bom que hoje o papai volta mais tarde do trabalho, e eu posso colocar os dois mais novos nas suas respectivas camas e dormir agarradinha com o Mateus — porque, sim, ele é o mais velho, mas, ainda assim, valoriza dormir com a mamãe!

Mãe de muitos

Quando viramos mãe de três, por algum motivo nos achamos incríveis. Ainda não sei se é pela coragem de ter mais filhos do que a média (do meu círculo de convívio, pelo menos) ou por acharmos que somos mais experientes do que a maioria. Mas a verdade é que cada vez que me perguntam sobre a gravidez, eu estufo o peito para dizer "é a terceira". É como se isso me tornasse uma espécie de especialista em maternidade: "Tem dúvidas sobre gravidez? Pode me perguntar, estou na terceira".

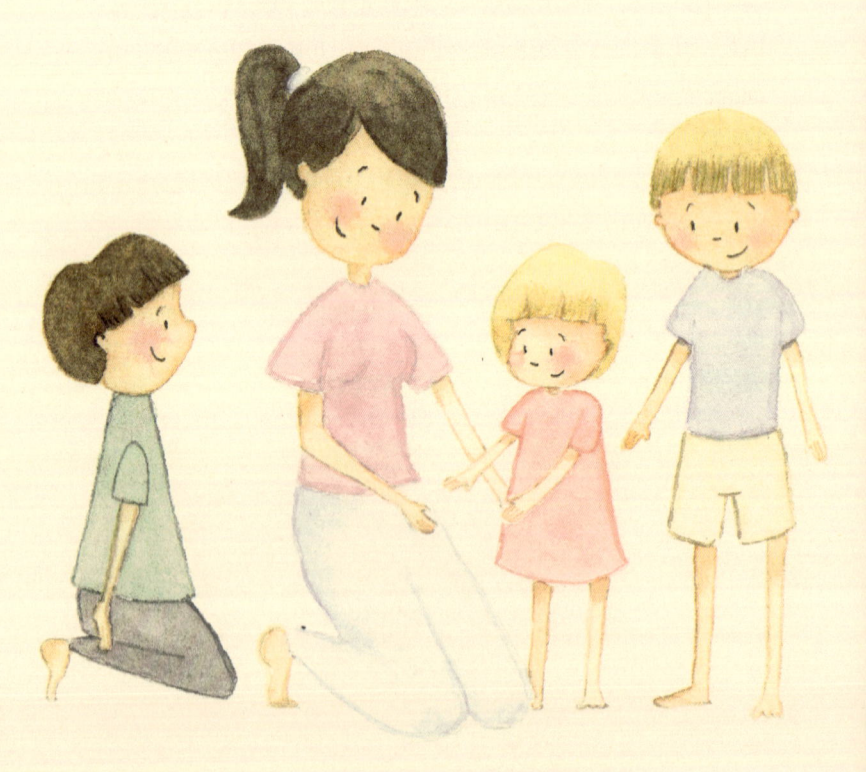

Gravidez, parto, pós-parto, mala de maternidade, puerpério... Tudo isso eu já sei como funciona. É como se essa quantidade toda de filhos (que sim, são muitos) justificasse a minha decisão de ficar em casa e me dedicar exclusivamente para eles. "Não, eu não trabalho fora, mas tenho TRÊS filhos". Onde quer que eu esteja, quando o assunto é a barriga e a gestação, sempre dou um jeito de deixar claro que já tenho outros dois meninos. "Não se preocupe, você deve estar pensando que sou uma ingênua de primeira viagem e não imagino o que vem pela frente, mas eu sou experiente, eu sei tudinho o que me espera". É graduação, pós e mestrado, o curso prático completo. Mas no fundo, só aqui, dentro de mim, eu acho que o que motiva isso é o orgulho. Porque eu sei o quanto parir, criar e se dedicar a um filho é exaustivo, e topar (e querer) isso pela terceira vez é só para os fortes. Então, pode ser que aqui dentro o motivo disso seja justamente o orgulho que sentimos de nós mesmas.

Mudança de rota

Fazer uma faculdade legal, procurar um emprego que eu curtisse e trabalhar, mas só até ter filhos! Era óbvio, assim como o casamento, a SUV e a beliche das crianças. Coisas que eu sempre planejei, desde muito — MUITO — nova. Mas nos meus 33 anos, depois de algumas mudanças da vida e outras surpresas, eu já sei que nem sempre as coisas saem como o planejado. Pois bem, depois de três anos, aqui estou eu, de volta ao escritório. Com horário de expediente, cargo específico e até proposta salarial. É uma jornada reduzida e mais flexível, é verdade, mas também está mais trabalhosa do que eu pensava. Tem material para entregar, tem pesquisa para fazer e tem gente que depende de mim. É fazer ou fazer!

Confesso que essa primeira semana foi uma adaptação difícil. As idas ao escritório, as tantas vezes que abri o computador em casa e não pude dar atenção para as crianças e até os questionamentos dos filhos: "ué, mãe, por que você tá trabalhando?". Mas é simples: é porque eu preciso. Achei que não precisasse, que a vida de mãe me bastaria, que eu teria peito suficiente para encarar todo preconceito com a mãe que fica em casa. Falhei!

Ainda é cedo para dizer que vai dar certo, que vou dar conta e que vai ficar tudo bem em casa. Ainda é cedo para dizer que estou certa da decisão que tomei, mas, definitivamente, é um risco que precisa ser corrido! Não adianta, a culpa vem de todos os lados! Ficamos apenas com uma decisão: qual culpa sentir.

As heranças que ficam

Posso passar todos os finais de semana na casa dos meus pais, almoçar alguns dias na nossa antiga casa ou até me hospedar com as crianças no quarto que era meu enquanto o Fabrício viaja, mas nada me traz mais nostalgia do que tomar banho no meu antigo banheiro! É quase inevitável, eu fecho o box e já posso ouvir minha irmã bater na porta do banheiro perguntando se vou demorar. Ou lembrar das inúmeras vezes que, na ânsia de chegar antes que ela no banheiro, esquecia de pegar minha toalha e tinha que pedir, na maior cara de pau, que ela a trouxesse para mim. Talvez porque, fora as escovas infantis em cima da pia, nosso banheiro foi o cômodo que sofreu menos mudanças desde a chegada das crianças na família.

No quarto, as camas de solteiro, uma ao lado da outra, viraram uma enorme *king size*, capaz de acomodar toda a família. Em cima do móvel em que guardávamos agendas profissionais e caixas de recordações, enfeites de porta de maternidade! A antiga escrivaninha, coitada, saiu e deu espaço a cômoda que agora abriga trocadores, pomadas para assaduras e fraldas reservas. Nem nosso sagrado *closet* sobreviveu. Da nossa época, restou apenas um desodorante da *Giovanna baby* que é sempre reposto para casos emergenciais!

Mas, mesmo com todas essas adaptações, o cheiro da casa continua o mesmo e cada canto dela traz histórias vividas aqui. Lembro do antigo móvel de cabeceira, que ficava entre as duas camas, com uma toalhinha rosa, um porta-joias no meio e um relógio de pulso em cada ponta. Costume esse que herdei da minha irmã, e sigo assim até hoje! Durmo aonde for, mas todas as noites o relógio fica esticado no móvel ao lado da cama. Porque, como dizem tantos textos na internet, alguma coisa sempre fica. Fica o jeito de organizar a pia, o jeito de esticar a toalha no box e, por que não, o jeito de colocar o relógio na cômoda.

E, quando eu vou ver, esqueci as crianças na sala e estou sentada na ponta dessa *king size*, que em nada parece com minha antiga cama de solteiro, com um sorriso enorme no rosto! Que privilégio danado ter um passado incrível para sentir saudade!

Você se lembra do quanto ama seus filhos?

Às vezes, eu esqueço do quanto amo o Mateus. Vira e mexe eu me distraio pela bronca que sinto dele jogando futebol no meio da minha sala, com a falta de paciência em ter que mandar fazer a mesma coisa mil vezes ou até pelas inúmeras chamadas que preciso dar para que pare com as brincadeiras de mão. Como em qualquer outro relacionamento, nos deixamos levar pela rotina, pela correria e pelas obrigações. "Tem que chegar, ir direto pro banheiro, fazer xixi, lavar as mãos e trocar de roupa." É tão automático que, se não se policiar, nem dá tempo de olhar nos olhos. Esse risco aumenta proporcionalmente de acordo com a quantidade de filhos que você tem: mais filho, menos tempo, mais rápido precisa ser o processo.

Hoje, enquanto eu fazia a Julia dormir, ele deitou na cama do lado. Com a ociosidade de quem está apenas sentada na poltrona amamentando, eu olhei para ele e me apaixonei! Ainda tão pequeno — mesmo que às vezes nos pareça grande — todo encolhido do frio, com a cabecinha quase caindo do travesseiro para ficar mais pertinho de mim. Eu me culpei pelas tantas vezes que, ao invés de parar tudo para ficar com ele, corri! Corri para o mercado, corri para a cozinha, corri para a academia, corri para o celular. Eu sou daquelas que falo "te amo" como quem dá bom-dia, mas faltava o respirar, o prestar atenção, o parar! Eu olhei bem para ele e disse o quanto o amava e o quanto ele era especial. Ele ficou nitidamente feliz e emocionado, como um bom canceriano, abraçou minha mão e sorriu.

Poderíamos parar o mundo naquele momento. Ficamos durante alguns minutos ali, apenas sorrindo um para o outro, até que ele dormiu. Hoje eu me lembrei do quanto amo o Mateus... e, melhor, pude lembrá-lo disso também!

Adoecer? Não pode

O bebê nasceu! Ele é lindo, gostoso, saudável e já se tornou o grande amor da sua vida. Mas eu vou te contar um segredo: esse bebezinho dependente e inofensivo vai te tomar algo que você provavelmente nunca nem pensou: o direito de ficar doente! Ou pior, doente você vai continuar ficando, mas acabou o luxo de parar tudo para se recuperar.

Começa aos poucos, primeiro são as medicações, que, caso você amamente, passam a ser controladas. Aquele remédio tradicional para gripe? Esquece! Aquele adesivo bobo para dor nas costas? Não pode! O comprimido que acaba com a dor de barriga? Não sei, mas, na dúvida, você não vai tomar. Porque mais importante do que você sarar, é preservar esse novo serzinho.

Aí vem a dor no corpo, a indisposição e a vontade de ficar deitada o tempo todo. Não, minha querida, isso não te pertence mais! O bebê chorou e quer a mamãe? Recomponha-se!! Coloque a dor de lado, esconda o cansaço embaixo do tapete e vá indisposta mesmo! A nossa dor agora é secundária. Assim como o nosso tempo, nossa vontade, nossa alimentação e nosso sono... E eles sentem, tá? Não pense você que, por ser uma ótima mãe, esse bebê irá te quebrar o galho e se comportar no dia que você não estiver bem. Ele vai sentir e vai querer ficar ainda mais grudadinho. Parece fofo, mas é exaustivo!

Eu raramente me sinto mal... três filhos, né, nem dá tempo! Mas essa noite está sendo uma dessas difíceis. Eu não estou me sentindo bem e tudo o que eu queria era deitar na minha cama e descansar, mas parece que não é bem o que as crianças querem. São quase três horas da manhã e a Julia não deu trégua: chorou, se recusou a ir para o berço e rejeitou o papai. Eu tinha a opção de deixá-la chorando com o Fabrício até cansar e dormir, mas quem consegue descansar com choro de filho? Eu ainda não. Então cá estamos. Ela no colo, e eu, com minhas dores e indisposições guardadas embaixo do tapete. Quem sabe daqui uns anos eu possa senti-las de novo...

Eu sempre quis! (?)

"Eu sempre quis três filhos" é o que eu digo para todos; inclusive, a essa altura do livro, você certamente já leu isso algumas vezes. "Eu sempre quis três filhos?" é o que eu tenho me questionado nos últimos dias. Como muitos também já sabem, vim de uma família com mais dois irmãos. Numa casa enorme, feliz, sempre cheia de gente, com um pai participativo e uma mãe extremamente presente. Vim de uma vida onde minha mãe largou o trabalho para se dedicar à casa, buscava os filhos na escola todos os dias e fazia programações como: mercado, padaria, sapateiro e açougue. Ela que preparava todas as refeições e, quando finalizava a comida, tocava o interfone do andar de cima da casa, onde eu e meus irmãos ficávamos assistindo à TV, para avisar que era hora de descer para comer.

Vim de uma rotina em que jantávamos todos juntos, preenchendo todos os lugares da mesa, e, depois do banho, íamos saindo, cada um do seu quarto, de pijama e cabelo molhado, nos encontrando pela casa.

Vim de uma geração que não tinha celular, Netflix nem redes sociais. Conversávamos, brincávamos e acompanhávamos novelas juntos! Vim de uma tradição em que decidíamos sair para jantar sempre em cima da hora, nos mesmos restaurantes. Nos arrumávamos correndo e cada um que ficava pronto, descia e esperava na sala de baixo.

Eu me questionei se eu realmente sempre quis três filhos ou se queria apenas repetir aquela vida, daquela família. Talvez eu quisesse a vida da minha mãe. Talvez quisesse que meus filhos tivessem a minha vida. Só que, pasmem, as vidas, as rotinas e as tradições foram mudando e se adaptando com o tempo. Aquela realidade de vinte, vinte e cinco anos atrás virou memória, talvez tão deliciosa e tão feliz que, por ingenuidade, eu tento torná-la real até hoje, mas não cabe mais. As influências externas, as necessidades financeiras e os estilos de vida mudaram a ponto de impactar nossas crianças e nossas relações.

No café da manhã de sábado, com a mesa cheia e as crianças com seus quinhentos braços tentando pegar tudo o que está à mesa, eu tenho a certeza: eu sempre quis. Eles me enlouquecem e custam uma fortuna, mas encontrá-los pela casa, de cabelo molhado depois do banho, é minha maior realização.

Das saudades que teremos

É engraçado como a casa dos pais é quase um templo! Hospedar-se nela de novo, nem que seja só por um fim de semana, é bem nostálgico para mim. Na casa dos pais, comemos bem, a geladeira e os armários têm tudo o que queremos e temos a sensação de termos quinze anos de novo. Eu não me considero uma pessoa sensível, mas é impressionante o poder que o passado tem sobre mim.

Sempre que me vejo em um ambiente ou em um contexto que me remeta a um período já vivido, torço para que, por um milagre, eu reviva pelo menos um diazinho daqueles de novo. Durante o banho (o único momento em que uma mãe de crianças pequenas consegue parar para pensar em alguma coisa), eu percebi que algumas lágrimas estavam misturadas com a água do chuveiro. Lembrei do quanto fomos felizes nessa casa e o quanto foi difícil deixá-la.

Eu quis, mais uma vez, poder voltar no tempo e curtir novamente aqueles dias de casa cheia com umas boas brigas e ótimas conversas. Não queria que eu e meus irmãos viéssemos para cá passar uns dias, isso fazemos de vez em quando; eu queria AQUELE tempo de volta. Quando eu realmente tinha quinze anos e disputávamos o controle remoto da TV. Quando ninguém tinha filhos, era casado ou maratonava séries no Netflix. Queria aquelas noites sem nenhuma graça em que o meu irmão saía do banho de cabelo penteado, minha mãe gritava para irmos jantar, meu pai chegava do trabalho distribuindo beijos em todos nós e minha irmã implorava para viajar com o namorado.

    A saudade é do dia a dia, da rotina de todas as manhãs, dos rituais da noite e das vezes em que sentamos à mesa para comer e não conversamos sobre nada importante. A saudade é justamente daqueles detalhes que nem lembramos! Agora estou aqui, deitada entre os filhos, sofrendo entre a saudade absurda que sinto do passado e o medo da saudade que certamente sentirei de dias como o de hoje...

Agora somos um time

É normal perder a paciência com os filhos, eu sei... Uma noite maldormida, um dia inteiro sem obedecerem a nenhuma ordem, o copo de água que molhou toda a roupa que com custo conseguimos vestir. Sim, todos motivos válidos. Criar, cuidar e educar cansa — PRA CACETE. Mas ultimamente tenho reparado quantas vezes sou injusta com eles. Quantas vezes, talvez por serem mais frágeis, talvez por passarem o dia inteiro comigo, acabo descontando neles o que não deveria. A Comgás que não resolve meu problema, o marido que me irrita por algum motivo, a máquina de lavar que travou... Pronto, é o suficiente para que eles sofram as consequências. Há pouco mais de vinte dias, estamos tendo que lidar com três crianças em casa, tarefa que estava, até então, sob controle com algumas ajudas estratégicas. Ajuda essa que perdemos nos últimos dias e por isso estamos, há cinco noites, nos revezando entre os quartos da bebê e dos meninos. Só quem tem o sono privado sabe o que isso significa.

    Hoje está sendo nossa primeira noite a sós: eu e a crianças! Parecia tudo tranquilo às 21h, quando a Julia dormiu e eu levei os meninos para o quarto. Até que ela acordou, o Mateus quis ir ao banheiro e o Lucas começou a gritar pedindo colo. Eu perdi o controle... e a paciência. Sobrou para eles (de novo)! Eu errei, mas nós vivemos errando na maternidade, né? Até que o Mateus me disse:

— Mãe, vai lá pegar a Julia, eu te ajudo a fazer o Lucas dormir.

Eu vim, e, sentada na poltrona, com a Julia no colo, comecei a escutar ele contando uma história para o irmão. E então me dei conta de toda essa injustiça com eles. Há pouco ele veio até mim:

— Mãe, pode ficar tranquila que o Lucas já dormiu. Agora somos um time!

Maternidade contraditória

Tem dias que só queremos fugir. Largar os filhos com quem quer que seja e ir para a rua... sozinha! Sem preocupações, sem horários e, óbvio, sem crianças. Dias que são mais difíceis, que eles consomem até a última gota de paciência e que não aguentamos mais olhar para aquelas carinhas fofas e nem ouvir aquelas vozes lindas, mas que, por alguns instantes, se tornam tão irritantes. Tem dias que cansa, que queremos abrir mão, queremos voltar para o passado e queremos a nossa vida de volta. Mas também tem dias que deitar na cama e fazê-los dormir tem um gosto especial. Essa tarefa, que na minha humilde opinião, é uma das *top* cinco mais cansativas da maternidade, vez ou outra, se torna a melhor hora do dia.

Todo mundo junto e abraçado, na mesma cama, um mexendo no cabelo e o outro brincando com a alça do sutiã e eu só penso o quanto queria parar no tempo — mesmo sabendo que, no dia seguinte, é bem capaz que eu reclame da demora em pegarem no sono.

A maternidade é a coisa mais louca que eu já vivi. É um misto de querer fugir e ter pressa de voltar para casa, é reclamar dessa dependência que sufoca e morrer de amor quando eles estão grudados, é se irritar quando demoram para dormir, mas desejar que esse momento na cama junto deles seja eterno. Não sei como será amanhã, mas hoje... Ah, hoje isso era tudo o que eu queria para uma sexta-feira à noite!

A nossa pausa

Há uns meses eu tive um casamento para ir. Obviamente deixei para ver a roupa em cima da hora e acabei indo até a casa da minha mãe olhar as opções de vestidos que tinham lá. O roxo, que usei numa formatura importante, o rendado, que usei para ser madrinha de duas melhores amigas, o azul, que foi o último que comprei há uns três anos. Nenhum deles serviu. NE-NHUM. NEM UM! De início eu fiquei frustrada. Olhei aquelas etiquetas 38, o decote enorme nas costas e a largura minúscula do vestido e me perguntei como eles ficaram tão fora da realidade.

Depois da maternidade eu engordei, é verdade, mas não era só isso. Não cabiam no peito que ainda amamenta, não passavam pelo quadril, que alargou com as gestações e um deles chegou a ficar, inclusive, curto demais para uma "mãe de três". Mas os vestidos foram só uma ilustração. Eu me dei conta de que muita coisa parou de servir nesses últimos seis anos de maternidade.

Por muito tempo, eu não coube em almoços de família; por diversas vezes, eu não me encaixei em eventos sociais do Fabrício e, durante meses, aquela caipirinha também não era para mim.

E, então, o corpo muda... e como muda! Mas não é só ele, são os hábitos, as prioridades e as necessidades. Eu tenho saudade, ô, se tenho... de entrar nesses vestidos, de ter lugar garantido na mesa de domingo e conseguir participar de todo papo, de poder ser mais ativa socialmente e até — pasmem — da liberdade de tomar uma caipirinha. Mas não adianta, é como diz um famoso texto que viralizou na internet: por um tempo, nós pausamos a nossa vida para viver a dos nossos filhos.

Aprenda a dividir os programas

Um dia e duas programações: uma para eles e outra para nós. Há alguns dias, uma amiga mandou uma mensagem no grupo de WhatsApp perguntando o que achávamos sobre viagem com filhos pequenos. Eu fui clara: "Depende. A viagem é pensada para quem?".

Entre vários conselhos que eu daria sobre maternidade, esse certamente está no meu *top* três: saiba diferenciar para quem é cada programa! Parece óbvio, mas eu mesma precisei de três filhos para aprender isso e, quando aprendi, foi uma mudança de chave. É simples, não adianta tentar encaixar crianças em programas de adulto nem querer descansar ou colocar o papo em dia em programas para crianças; só vai gerar estresse e frustração para as duas partes.

Quantas vezes eu já me enganei e levei as crianças em passeios que eram para mim. "Eles vão gostar de ir com a gente." Não vão! Eles vão cansar e, com certeza, estariam muito mais felizes no parquinho do prédio. Acaba que não é legal para ninguém! Então, quando definimos um passeio, eu me pergunto "Quem é a prioridade? Quem deve se divertir hoje?" É alinhamento de expectativas!

Programa para crianças demanda tempo, paciência e, às vezes, até preparo físico, mas, se eles forem o foco, saia de casa consciente de que talvez você não consiga nem sentar — e leve isso numa boa. Por outro lado, quando optar por um jantar com o marido ou uma festa para rever as amigas, saiba aproveitar a sua rede de apoio (eu já disse o quanto é fundamental ter uma?). E, acredite, para eles também é melhor ficar dormindo no conforto de casa.

Querer introduzir as crianças nesses programas só vai dar dor de cabeça. Você provavelmente irá se frustrar e também não será um super programa para eles! É claro que existem situações em que todos irão se divertir, mas, para isso, é preciso estar preparada para saber o que te espera. Use e abuse de avós, tias e amigas, elas estão aí para isso (também)! Lembre-se: é muito mais fácil sobreviver à maternidade quando temos ajuda, seja de quem for!

Passa mesmo

Quando a gente pisca, passou! No início da maternidade, durante a noite maldormida, a dor no peito e o colo interminável, nos apegamos ao mantra universal de "vai passar", mas o que não contam é que quando passa, dói.

Em um dia qualquer, eles não cabem mais no nosso colo como cabiam antes, não dependem de nós para fazer xixi e lavar o cabelo, nossa ajuda deixa de ser fundamental no momento das refeições e eles, inclusive, já podem usar o garfo — sozinhos e sem nenhum risco. O copo de canudo dá lugar ao copo comum, os sapatos agora são tamanho 28 e eles já se preocupam em pentear o cabelo para ir à escola.

E ninguém nos alerta: "fique esperta, daqui cinco dias seu filho vai crescer". Não! Ninguém nos avisa quando será. Eles simplesmente crescem. E nós só percebemos quando o choro na adaptação escolar é tímido, quando colocam o uniforme sozinhos e escolhem os próprios calçados. É isso, agora eles se viram por conta própria.

É claro que um carinho ainda cai bem, que eles ainda gostam de um chamego e que dormir com a gente continua sendo mais gostoso, mas aquela dependência passa... E deixa saudade! Não saudade das costas doloridas, das inúmeras privações e do banho tomado pela metade, mas saudade de eles caberem perfeitamente no nosso colo, das inúmeras pronúncias erradas na hora de falar e de quando eles só dormiam mexendo no nosso cabelo.

A maternidade é mesmo contraditória, todo dia, a todo momento... E eu só fico me perguntando quanta saudade eu ainda vou sentir de coisas que ainda nem vivemos!

A história se repete

Hoje eu fui colocar o Mateus para dormir e ele, como quase sempre, pediu que eu deitasse na cama até que pegasse no sono. Como quase sempre (também), eu relutei: tinha trabalho para fazer, precisava jantar e estava doida para me jogar no sofá e assistir à televisão.

    Ele me convenceu — nenhuma novidade! Mas, pela primeira vez, ao me deitar naquela cama pequena com lençol do Mickey, eu me lembrei da quantidade de vezes que eu implorava para que meu pai também deitasse na minha cama e cantasse até eu dormir. Assim como eu, ele relutava na maioria das vezes — provavelmente pelos mesmos motivos, mas quando aceitava, era uma festa... A cama era pequena para nós dois e todos os ursinhos que dormiam comigo, mas, mesmo assim, naquele momento, era o melhor lugar do mundo. Eu lutava contra o sono só para tê-lo ali, tão pertinho, por mais alguns minutos. As músicas automaticamente vieram na minha cabeça e eu comecei a cantá-las para o Mateus. Ele não foi tão resistente quanto eu era e logo caiu no sono, mas eu, que antes tinha relutado pelo convite, agora estava ali, sem função alguma, mas sem conseguir sair da cama. Naquele momento, ali era o melhor lugar do mundo. Senti saudade do meu pai, saudade das músicas e de quando ele me colocava para dormir...

    Às vezes, eu tenho a impressão de que ele nunca vai conseguir imaginar o tamanho do meu amor!

O que eu desejo para eles

Você tem saudade do quê? Eu tenho saudade dos tempos de escola...

    Dia desses, as crianças estavam fazendo greve de sono e, para me manter acordada — como faço quase todas as madrugadas, comecei a vasculhar o Instagram. Descobri que aquela amiga da outra sala terminou o namoro de anos, que a menina da série acima, que eu tanto implicava, se apaixonou por outra menina, que aquelas duas amigas inseparáveis nem se falam mais. O coração apertou! Senti saudade de subir aquela rampa enorme (que na verdade nem é tão grande assim), entrar nas salas, reencontrar os colegas, comer o pão de batata de chocolate no intervalo e tomar sol na quadra. Senti saudade dos amigos dos quais me afastei pela simples preguiça de manter o contato, saudade da união que a nossa turma tinha, saudade das aulas e das conversas dentro da sala, saudade, até, dos professores! Foi-se o tempo em que o dilema do dia era se deveria vestir calça ou shorts. Apesar de essa dúvida surgir constantemente nas minhas manhãs, ela definitivamente não é a mais importante do dia!

    Eu me permiti voltar no tempo e relembrar alguns dias que estavam esquecidos, mas inacreditavelmente ainda cheios de detalhes. E segui a noite assim, enviando algumas mensagens para externar aquela saudade!

    Acordei sentada na poltrona, com o Lucas no colo, e desejei que, seja qual for o mundo que meus filhos encontrem daqui a dez, quinze anos, eles vivam momentos tão deliciosos como eu vivi...

Transformação da casa

Há algum tempo, eu tento me lembrar de como era nossa rotina em casa quando morávamos eu, meus irmãos e meus pais. Não consigo.

Tenho a impressão de que meu inconsciente me bloqueia dessas lembranças para que eu não sinta saudade de um tempo que nunca mais irá voltar. Eu ainda almoço na casa dos meus pais quase todos os dias; 99% das vezes que o Fabrício viaja eu pego as crianças e me mudo para o meu antigo quarto e, praticamente todos os domingos que a família se junta, as crianças tomam banho antes de irmos embora. Ou seja, eu ainda vivo muito na minha antiga casa, mas, mesmo assim, não consigo (ou conseguia) me lembrar de quase nada!

Pois bem, o Fabrício viajou e, como de praxe, aqui estamos! As crianças dormiram e eu, que não sou louca de acordá-las, peguei minhas coisas e fui tomar banho no "banheiro de visitas", carinhosamente apelidado assim por ser, obviamente, o banheiro que faz parte do quarto de visitas.

E então, sem a menor pretensão, eu me lembrei de quantas vezes briguei com a minha irmã por aquele box — o banheiro de visitas sempre foi mais quentinho que o nosso. E me lembrei da disputa pelo controle da televisão, de quantas vezes eu tive que pegar a colher que esqueceram de colocar na mesa só porque eu estava mais perto da gaveta, dos tantos "vamos comer ou tomar banho primeiro?", dos gritos de "boa noite" quando cada um ia para sua cama, dos tumultos das manhãs, quando uma ia para o trabalho, o outro para a faculdade e o outro para a escola... Como num passe de mágica, eu fui transferida para aquele passado e, esquecendo do banho, revivi cenas que procurava há meses na minha memória! Saí do banheiro e dei de cara com alguns brinquedinhos no chão, entrei no meu quarto e, onde ficava a minha cama, tinha um berço. No banheiro, a minha escova de dentes, a da minha irmã e uma menor, do Mickey. E então me dei conta de que nunca mais seremos só nós! Nossa família de cinco foi para onze (por enquanto) e apesar de amar (demais) cada novo integrante, confesso que daria tudo para viver — ou reviver — alguns dias daquele tempo que nunca mais irá voltar...

No fim, é tudo amor

Depois de assinar o contrato com a editora e finalmente decidir publicar um livro, fui dar uma última passada em todos os textos que tinha separado. Eu recuei. Ninguém sabe, mas na noite em que fechamos o contrato, fui dormir certa de que daria um passo para trás e não lançaria mais o livro. Primeiro, pelo meu nato instinto sabotador, que me impede de levar projetos adiante. Segundo, porque, relendo alguns trechos que eu mesma havia escrito, tive medo do quanto isso pudesse impactar a vida das crianças no futuro.

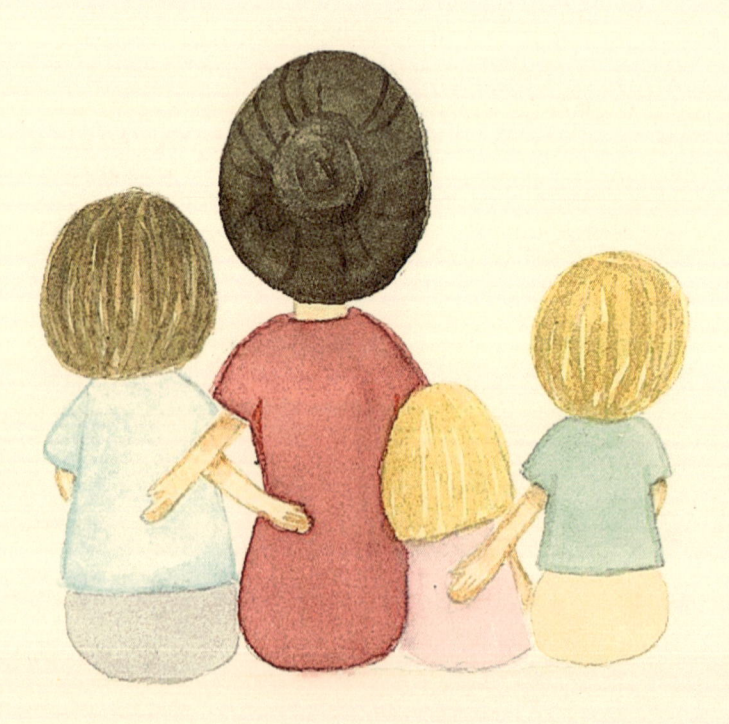

Eu sei que no dia em que virem um livro de minha autoria na estante, terão a curiosidade de ler, ainda mais sabendo que se trata de um punhado de reflexões (também) sobre eles. Neste momento, eu me questionei sobre o quanto tudo o que foi escrito aqui poderia atingi-los e quais seriam as consequências disso. Mandei um e-mail para a editora e disse que precisava de mais alguns dias.

Eu reli diversas vezes todos os textos e foi inevitável, chorei em cada página. Resolvi tocar o projeto e publicá-lo mesmo assim. É preciso entender que por trás de cada mãe, há um ser humano. Por trás de cada mãe heroína, intensa e apaixonada, há uma mulher com medos, inseguranças, fragilidades e muito cansaço.

Tudo o que está escrito aqui foi legítimo; cada palavra de desabafo e de desespero. Mas, em cada linha, eu pude sentir amor. O amor mais louco, mais puro e mais intenso que já vivi na vida. Por dez vezes, eu li os textos e, por dez vezes, senti novamente tudo o que diziam aquelas linhas. Resolvi publicar o livro porque, independente do que digam os textos, por eles, eu faria tudo de novo...

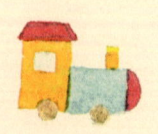

Esta obra foi composta em Haboro Serif 11 pt e
impressa em papel Polen Natural 80 g/m²
pela gráfica Elyon.